Docteur M. PARODI

CONTRIBUTION A L'ÉTUDE

DE LA PATHOGÉNIE DE L'ASPHYXIE LOCALE

et de la Gangrène symétrique des extrémités

Influence des Altérations vasculaires.

ROLE ÉTIOLOGIQUE DU PALUDISME

ALGER

JULES CARBONEL, ÉDITEUR

PLACE DU GOUVERNEMENT

1920

CONTRIBUTION A L'ÉTUDE

DE LA PATHOGÉNIE DE L'ASPHYXIE LOCALE

et de la Gangrène symétrique des extrémités

Influence des Altérations vasculaires.

ROLE ÉTIOLOGIQUE DU PALUDISME

Docteur M. PARODI

CONTRIBUTION A L'ÉTUDE
DE LA PATHOGÉNIE DE L'ASPHYXIE LOCALE
et de la Gangrène symétrique des extrémités

Influence des Altérations vasculaires.

—

ROLE ÉTIOLOGIQUE DU PALUDISME

ALGER
JULES CARBONEL, ÉDITEUR
PLACE DU GOUVERNEMENT

—

1920

A la mémoire de V. *SAINT-MARTIN*

Mort aux Dardanelles (Septembre 1915)

A ma Mère et à mon Père

Bien faible témoignage de ma reconnaissance et de ma profonde affection

MEIS ET AMICIS

A mon Maître et Président de Thèse

Monsieur le Professeur ARDIN-DELTEIL

Professeur de Clinique médicale

A mes Juges :

Monsieur SOULIÉ

Professeur de Pathologie générale et Microbiologie

Monsieur TOURNADE

Professeur de Physiologie

Monsieur DUMOLARD

Chargé des fonctions d'Agrégé (Médecine)

A mes Maîtres de la Faculté

A mes Maîtres de l'Hôpital

JE DÉDIE CETTE THÈSE

M. PARODI.

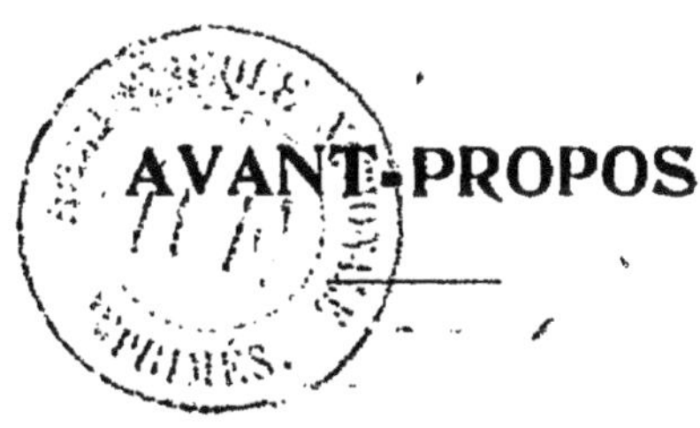

AVANT-PROPOS

Au moment de terminer nos études, interrompues pendant cinq longues années de guerre, nous avons à cœur de remercier publiquement tous nos Maîtres de la Faculté et de l'Hôpital, qui par leur enseignement ou leurs conseils ont contribué à faire notre éducation médicale.

Que notre Maître, M. le Professeur Ardin-Delteil, qui nous a toujours témoigné tant de bienveillance et qui a bien voulu nous faire l'honneur d'accepter la présidence de notre thèse, reçoive ici l'hommage de notre profonde et respectueuse gratitude.

A M. le Docteur Raynaud, chargé des fonctions d'Agrégé, qui fut pour nous un Maître dévoué, et qui n'a pas cessé de nous manifester un bienveillant intérêt, nous adressons nos sincères remerciements et l'assurons de notre vive reconnaissance.

A M. le Docteur Sabadini, chirurgien des Hôpitaux, notre premier Maître, qui nous a constamment entouré de bons conseils et qui dans maintes circonstances nous a prodigué tant de dévouement et de sollicitude, nous exprimons l'assurance de notre respectueux et affectueux attachement.

Nos remerciements vont aussi à M. le Docteur Duboucher, chef de clinique chirurgicale, pour l'aide et les renseignements qu'il a bien voulu nous donner au sujet de notre thèse.

Que mes chers amis les Docteurs Léonce et Jean Sabadini soient assurés de notre inaltérable affection.

Nous n'oublierons pas enfin l'amitié de tous nos excellents camarades ; mais c'est avec une grande tristesse que nous pensons à ceux qui ne sont plus. Nous adressons à leur mémoire un souvenir ému.

INTRODUCTION

En 1862, dans sa thèse inaugurale, Maurice Raynaud décrivit dans le groupe des troubles trophiques portant sur les extrémités un type particulier : l'asphyxie locale et la gangrène symétrique des extrémités.

Depuis l'apparition de ce travail nombreuses ont été les publications et les observations parues à ce sujet, tant en France qu'à l'Etranger, et l'affection décrite par cet auteur, n'a pas été moins attaquée sur le terrain clinique que sur le terrain pathogénique. Si l'opinion qui ne veut voir dans l'entité morbide décrite par Raynaud qu'un syndrome réalisable dans les affections diverses, est celle qui tend à prévaloir aujourd'hui, la pathogénie de ce syndrome et en particulier de la gangrène dans ce syndrome est bien plus vivement discutée.

Nous avons eu l'occasion d'observer dans le service de M. le Professeur Ardin-Delteil, deux malades : l'une était atteinte de gangrène symétrique siégeant aux extrémités inférieures au cours d'un paludisme aigu ; l'autre, présentait des phénomènes de syncope et d'asphyxie locale aux membres supérieurs, survenant tantôt au début des accès palustres, tantôt dans l'intervalle des accès. L'étiologie ne nous parut point douteuse : le syndrome de Raynaud chez ces malades relevait directement du paludisme.

Dans le même service, nous avons observé chez une autre malade des crises fréquentes et prolongées de syncope et d'asphyxie locale au membre supérieur gauche, accompagnées de gangrène du petit doigt. L'origine de ces accidents resta indéterminée. Cette observation ne rentre donc pas dans le cadre étiologique que nous nous sommes fixé. Mais elle présente un double intérêt : clinique et pathogénique. Elle trouvera sa place au chapitre de la Pathogénie.

C'est ainsi que nous avons cherché à expliquer la production de ces processus gangréneux par une des théories pathogéniques actuelles. Il nous a semblé qu'une telle manifestation morbide ne devait se rattacher ni à des phénomènes purement nerveux, ni à des phénomènes purement vasculaires, mais qu'il n'était pas impossible, en combinant ces deux facteurs, de donner une interprétation suffisante, non seulement de nos cas en particulier, mais de tous les cas observés. Disons de suite que nous avons attribué à l'élément vasculaire un rôle primordial.

Exposer nos idées à ce sujet, tel est le but de notre modeste travail. Nous nous proposons donc, dans un premier chapitre, d'étudier la maladie de Raynaud, dans ses rapports avec le Paludisme. Les observations que nous avons pu recueillir, jointes à celles de nos Maîtres, MM. Ardin-Delteil et Raynaud, constituent la partie essentielle de cette étude.

Nous consacrerons un deuxième chapitre à l'étude de sa pathogénie. Nous verrons enfin, si la théorie pathogénique invoquée, paraît admise pour expliquer les troubles qui relèvent du syndrome de Raynaud, quelles conséquences en résulteront pour le traitement et le pronostic de cette affection principalement à son stade de début (syncope et asphyxie) Nous voulons parler de la sympathectomie péri-artérielle.

Nous dirons quelques mots de ce traitement dans la troisième partie de ce travail.

CHAPITRE PREMIER

MALADIE DE RAYNAUD ET PALUDISME

La maladie de Raynaud, décrite par son auteur en 1862, a conservé, jusqu'à nos jours, le même tableau clinique ; on le retrouve dans tous les classiques. Nous n'en ferons ici qu'un exposé très bref.

La gangrène symétrique des extrémités, qui est le degré extrême mais non l'aboutissant fatal de l'affection que Raynaud a décrite, est précédée par deux éléments morbides antérieurs : la syncope locale et l'asphyxie locale des extrémités. Ces deux états peuvent se succéder ou exister simultanément. Dans ce premier stade, crises de syncope locale, suivant l'expression de Raynaud, les doigts se refroidissent, deviennent insensibles et inertes. Ils sont le siège d'une pâleur extrême. C'est le phénomène connu sous le nom du doigt mort. L'accès est indolent. La duré en varie de quelques minutes à plusieurs heures.

A un degré plus accentué les troubles circulatoires se produisent sous forme d'asphyxie locale qui coïncide et peut alterner avec la syncope. A la pâleur des extrémités succède une teinte lilas ou rouge livide. A travers les ongles transparait la couleur violacée des extrémités digitales. Puis apparaissent des fourmillements, des élancements qui souvent s'accompagnent de vives douleurs avec exacerbations paroxystiques en même temps que la cyanose augmente. La température locale est abaissée. Les crises d'asphyxie locale peuvent se produire souvent, à peu de temps d'intervalle, ou bien se répéter à plusieurs années de distance. Lorsqu'elles sont fréquentes, les doigts conservent une teinte asphyxique plus ou moins prononcée.

L'affection peut ne pas dépasser ce stade. Mais souvent elle aboutit à la gangrène des extrémités. Les douleurs deviennent intolérables. Les extrémités prennent une teinte violacée livide plus accentuée. On constate, remontant vers les parties saines du membre atteint, la présence de marbrures bleuâtres. Puis apparaissent des phlyctènes à l'extrémité des phalangettes. Ces phlyctènes remplies d'un liquide séro-purulent se rompent, laissant le derme à nu. La petite ulcération se cicatrise et l'on peut voir recommencer soit au même doigt, soit à un autre la même série des phénomènes.

D'autres fois la gangrène prend d'emblée toute son intensité. Il n'y a pas de phlyctènes, l'ongle est noir ; la phalange entière ne tarde pas à être envahie par la nécrose. Les orteils ou les doigts ont alors un aspect caractéristique : noirs, couleur de charbon, ils prennent une forme effilée et présentent une dureté de bois. Cette momification aboutit à des pertes de substance. On voit apparaître un sillon d'élimination à la base de l'orteil, la suppuration s'établit et l'escarre finit par se détacher entièrement entraînant la chute de une ou plusieurs phalanges.

Parmi les symptômes fonctionnels, la douleur qui peut être le phénomène primitif, doit être placée au premier plan. Elle survient par accès d'une intensité souvent effrayante et peut s'irradier à tout le membre. Dans l'intervalle des accès, les parties qui limitent la gangrène, ont une sensibilité particulière.

Suivant le siège de la gangrène on peut distinguer différents types cliniques : tantôt elle se montre aux mains, tantôt aux pieds ; d'autres fois, mais plus rarement, elle apparaît aux oreilles, dans la région du lobule, ou bien à l'extrémité du lobule du nez.

Le pronostic variera suivant le cas. Favorable dans ceux où la gangrène apparaît au cours d'un état général relativement bon, il sera réservé au cours d'une pyrexie ou d'une infection. D'une façon générale, la gangrène se limitera à la destruction partielle des régions atteintes.

Nous n'entrerons pes dans le détail du diagnostic de la maladie de Raynaud. Disons seulement qu'elle ne doit pas être confondue avec la gangrène sénile, la gangrène par artérite dans le cours ou au déclin des maladies infectieuses, la gangrène diabétique et enfin la gangrène par ergotisme.

Maurice Raynaud croyait décrire une maladie essentielle : « Tous les tempéraments sont exposés à cette mala-
« die, mais elle affecte surtout les sujets à prédominance
« lymphatique et nerveuse. On pourrait croire qu'elle
« attaque de préférence des individus à constitution ché-
« tive ou épuisés par de longues maladies. La plupart
« jouissaient d'une excellente santé au moment de l'in-
« vasion. »

Il pensait que la gangrène des extrémités était surtout une affection du jeune âge entre 18 et 30 ans. Il faisait intervenir comme causes provocatrices le froid et les émotions, comme causes déterminantes les névroses en général, l'hystérie et l'épilepsie en particulier.

Après lui, certains auteurs ont rattaché le syndrome de Raynaud à des troubles nerveux, d'origine centrale ou périphériques (Feré, Gowers, Macpherson, Bland, Ritti, Targowla, épilepsie et syringomyelie).

Dès 1887, Calmette écrivait :

« L'asphyxie des extrémités est la signification clinique d'un grand nombre d'états pathologiques » et, en 1878, le Professeur Grasset, en publiant deux cas d'asphyxie locale et de gangrène symétrique des extrémités émettait cette opinion « que la gangrène symétrique n'est pas véri- « tablement une maladie, mais simplement une manifes- « tation de maladies, un syndrome clinique. »

C'est ainsi que fut mis en lumière la fréquence de la maladie de Raynaud au cours d'états infectieux divers.

C'est la pneumonie (Bouchut Léopold), la varicelle (Bellamy), la rougeole (Myers), la fièvre thyphoïde (Trousseau-Goldschmidt), la coqueluche (Phocas).

Sur les maladies infectieuses, Defrance (1895), insiste encore. Il ajoute l'érysipèle, le typhus, la grippe, l'hémoglobinurie. Le paludisme devait avoir sa part dans la production du syndrome de Raynaud. C'est ainsi que le rapport qui pouvait exister entre l'asphyxie locale et le Paludisme, a été recherché et reconnu par plusieurs auteurs. Raynaud lui-même ne le soupçonna pas, et il cite pourtant deux observations dans lesquelles il pouvait voir une relation posible entre la fièvre intermittente qu'avait eu autrefois ses malades et l'asphyxie locale qui survint quelques temps après.

Observation VI (in th. Raynaud). — « Femme de vingt-deux ans. A 25 ans couche heureuse, suivie d'abcès du sein et d'une fièvre intermittente tierce qui dure trois mois. Quelques mois après cette femme éprouve un froid considérable au bougt des doigts sans avoir été exposée à une température basse. L'asphyxie locale était surtout vive le matin ; la peau était mince, sèche, ridée, parcheminée..... »

Observation VII (in th. Raynaud). — « Femme de vingt-huit ans, de bonne santé habituelle, quoique de tempérament lymphatique. En mars, quelques accès de fièvre tierce. Vers le milieu d'avril, la malade devient très impressionnable au froid ; les mains et les pieds commençaient à pâlir ; ils passaient ensuite à une teinte violette, puis blanc ardoisé ; puis on constate des taches marbrées bleu indigo..... »

Rey, Marroin, Moursou (1869-1873), publient des observations d'asphyxie locale survenue chez des soldats qui avaient eu autrefois la fièvre intermittente. En 1873, Raynaud publie un second travail sur sa maladie. Il s'arrête à la coïncidence de l'asphyxie locale et d'une fièvre intermittente antérieure, mais rejette la pensée d'une relation quelconque entre elles.

En 1874, Duroziez commente les observations rapportées par Raynaud et s'attache à démontrer que l'asphyxie locale et le paludisme ont une relation de cause à effet.

Enfin, Calmette (1877), publie l'observation de plusieurs malades atteints de cachexie paludéenne et qui présentaient concurremment des phénomènes de cyanose des extrémités.

De l'asphyxie locale à la gangrène, il n'y a qu'un pas. Et, à ce sujet, Maurice Raynaud écrivait encore : « Bien qu'à la suite d'accès répétés de fièvre intermittente on observe assez fréquemment des œdèmes des membres avec ou sans thrombose, nous ne connaissons point d'exemple de gangrène propre à la cachexie palustre ».

Pourtant, avant lui, Perusel[1], Groefe[2], François[3], Ebrard[4], Pitron[5] et Regnault rapportent des observations de gangrène des membres consécutives à des accès de fièvre intermittentes.

---

(1) Perusel. — *Journ. de méd. de Corvisart*, Leroux, Boyer, vol. X, p. 10, an XIII).

(2) Groefe. — *Journ. de Chirurgie*, von Groefe et Walther 1828, vol. XI, p. 127.

(3) François. — *Essai sur les gangrènes spontanées* (Paris 1832).

(4) Ebrard. — *Union Médicale* 1848, p. 14.

(5) Pitron et Regnault. — *Recueil de mem. de méd. milit.* 1836, 1re série, t. XL, p. 293.

M. Rondot, dans sa thèse d'agrégation (1880), écrit : « L'intoxication palustre est une cause aujourd'hui bien reconnue de gangrènes qui peuvent occuper la surface cutanée ou siéger sur les extrémités (Des gangrènes spontanées, p. 64).

Verneuil et Petit ont fait paraître dans la *Revue de Chirurgie* (1883), le premier travail important sur les gangrènes palustres. Sous ce nom, ces auteurs ont réuni un grand nombre d'observations concernant des accidents attribués à l'infection palustre. Mais de la lecture de ce mémoire, il résulte que Verneuil et Petit ont étudié dans une première catégorie de faits, des paludéens cachectiques, chez lesquels ont évolué des angines ou des stomatites gangréneuses, des escarres de décubitus, des gangrènes du poumon et des organes génitaux externes. Le paludisme aurait agi dans ce cas en créant par la cachexie un terrain favorable à l'infection. De plus, ces paludéens étaient des alcooliques ou des diabétiques. Dans une seconde catégorie, il s'agit de gangrènes palustres survenant chez des sujets sains en dehors de l'infection paludéenne. Cliniquement, elles se caractérisent par des plaques disséminées siégeant à la surface cutanée, à l'extrémité de la verge, du nez, des oreilles et quelquefois des orteils. Mais à examiner de près les observations citées, on constate que dans presque tous les cas, bien que ces malades soient des paludéens, un facteur étiologique autre que le paludisme peut être invoqué. Ainsi, Verneuil cite comme paludéenne une gangrène du pied survenue au cours du déclin d'une pneumonie.

Observation XXXIII. — Paludisme et alcoolisme ancien ; pneumonie suivie de gangrène du pied (*Gazette hebdomadaire*, Dr Camison).

Observation XXXI. — Fièvre pernicieuse. Points de sphacèle aux orteils. Diabète longtemps méconnu. (Marchal).

Ailleurs, on est en droit de faire intervenir comme cause étiologique associée au paludisme, la tuberculose pulmonaire.

Observation XXIV. — Fièvre intermittente. Amélioration considérable par le quinquina et les toniques. Rechute. Tuberculose pulmonaire. Gangrène des deux membres inférieurs.

A une époque plus contemporaine, Grall et Clarac, dans leur chapitre du Paludisme (in Traité de Pathologie exotique de Grall et Marchoux [1]) donnent une description détaillée des troubles circulatoires et périphériques des paludéens depuis l'érythromélalgie et l'acrocyanose jusqu'à l'asphyxie locale et la gangrène des extrémités.

Laveran reste muet sur le chapitre des gangrènes palustres.

En résumé, nous pouvons établir de la sorte le tableau clinique des gangrènes paludéennes :

1° On observe souvent des accidents gangréneux chez des paludéens. S'ils n'ont rien de commun avec le syndrome de Raynaud, une notion est à retenir : c'est que l'hématozoaire peut être capable d'engendrer des phénomènes de nécrose. Mais il s'agit là surtout de gangrènes infectieuses dont le développement est favorisé et accru par un état cachectique et la moindre résistance du sujet. En outre, surajoutées au paludisme, interviennent des infections secondaires. Ce sont des gangrènes secondaires ou associées, comme du reste Verneuil les appelle ;

---

(1) Grall et Marchoux. — *Traité de Pathologie exotique* (Paris 1910).

2° On observe des accidents gangréneux localisés aux extrémités évoluant sous la forme de maladie de Raynaud et se rattachant directement au paludisme, accidents gangréneux qu'ont décrit Grall et Clarac. Mais là encore, il est permis de faire intervenir en même temps que le paludisme, un autre facteur étiologique. En effet, ces auteurs donnent la relation d'une gangrène symétrique affectant les orteils des deux pieds, survenue chez un paludéen, mais consécutive à une pneumonie double ;

3° Enfin, dans une dernière catégorie, on observe des gangrènes symétriques siégeant aux extrémités, non associées et relevant directement et uniquement de l'infection palustre. Nous les croyons très rares, car dans da plupart des cas observés, une autre cause que le paludisme a pu intervenir. L'observation que nous rapportons plus loin, n'est pas un fait commun dans l'histoire des troubles circulatoires et vaso-moteurs que Raynaud a décrit :

L'hypothèse d'une infection associée a été facile à éliminer. Le paludisme seul a réalisé dans ce cas le type clinique du syndrome de Raynaud.

Mais d'autres faits, tout récents, viennent apporter à notre avis, une contribution précieuse à l'étude de la maladie de Raynaud, MM. Paisseau et Lemaire (in Société médicale des Hôpitaux), rapportent l'observation de deux malades atteints de gangrène symétrique des extrémités au cours de Paludisme aigu. Chez l'un de ces malades, la gangrène était limitée aux orteils des deux membres inférieurs. Il n'y avait aucune infection surajoutée. Ces accidents gangréneux reconnaissaient pour cause unique, l'agent pathogène du paludisme. A l'autopsie de ces malades, il a été trouvé en plus des lésions d'artérite oblitérante aux artères tibiales postérieures, des lésions d'endartérite aiguë généralisée à tous les viscères abdominaux.

Ces observations sont intéressantes à ce dernier point de vue. Nous reproduirons l'une d'elles au chapitre de la Pathogénie et nous verrons, comme disent leurs auteurs, « qu'elles sont susceptibles d'apporter quelque lumière aux arguments de la théorie vasculaire dans la discussion pathogénique encore pendante de la maladie de Raynaud. »

Observation I

Cachexie paludéenne. — Récidive de fièvres intermittentes avec asphyxie locale des extrémités. (Résumée)

(H. Blanc, *in Archives de Médecine militaire*, 1885)

Belkassem Ben Mohammed, âgé de 20 ans, entre à l'hôpital d'El-Ayuha le 13 décembre 1883. Dès son arrivée au corps, il y a huit jours, tombe malade ; il présente des accès de fièvre quotidienne commençant vers 11 heures du matin, se continuant par un stude de chaleur sèche, et finissant dans la soirée par des sueurs plus ou moins abondantes. Mais l'aspect extérieur du malade permet de soupçonner une affection plus ancienne ; l'amaigrissement est considérable, les traits tirés, les muqueuses pâles, le teint terreux, les sclérotiques jaunes ; la matité hépatique est augmentée ; la rate dépasse les fausses côtes de deux travers de doigt ; bref on trouve chez lui tous les attributs d'un vieux paludéen et tous les signes d'une cachexie prononcée. Interrogé au point de vue de la malaria, le malade déclare en effet avoir eu des fièvres à diverses reprises depuis l'âge de dix ans. La veille de l'entrée à l'hôpital M. le médecin aide-major d'Arras avait assisté au début d'un accès, début marqué par un état algide prononcé et une tendance syncopale inquiétante. Le diagnostic de fièvre intermittente récidivée, nous paraît suffisamment établi, et le sulfate de quinine est administré à la dose de huit décigrammes.

Sous l'influence de la quinine administrée pendant plusieurs jours consécutifs, l'intensité de la fièvre diminue rapidement. En raison d'un embarras gastrique un purgatif salin est administré ; il a pour effet, de nettoyer la langue et de réveiller énergiquement l'appétit dès le 20 décembre. Jusqu'à ce moment, les accès ne présentaient qu'un fait à noter, c'était l'intensité du frisson, et l'algidité notable qui accompagnait ce stade initial.

Du 21 au 24 décembre, apyrexie. On cesse la quinine, le malade est mis à l'arsenic, au vin et à l'extrait de quinquina.

Mais dès le 25 décembre la fièvre reparaît, accompagnée cette fois d'un phénomène nouveau, ce sont de vives douleurs de la région lombaire et des membres inférieurs. Les articulations sont intactes ; les douleurs à caractère lancinant n'offrent ni trajet défini, ni points douloureux à la pression. Vers l'extrémité des pieds, et au niveau des orteils, la nature de la souffrance change ; elle consiste dans des fourmillements qui siègent dans les phalangettes et sont un peu plus intenses à droite qu'à gauche. Ces phalangettes semblent un peu plus pâles que les phalangines et les phalanges ; toutefois cette différence de coloration est peu nette en raison d'un épaississement épidermique notable qui existe dans toute l'étendue des deux membres inférieurs. Le sulfate de quinine est redonné aussitôt à la dose de un gramme par jour en deux prises ; injections hypodermiques de morphine contre les douleurs ; enveloppement des orteils dans de la ouate. La morphine ne procurant qu'un soulagement momentané des douleurs, un vésicatoire est appliqué à la région lombaire et réussit à les atténuer d'une façon notable.

Dès le 26 décembre, il est facile de constater une coloration violacée de la dernière phalange des quatre derniers orteils aux deux pieds ; cette coloration est surtout foncée au 4e et 5 orteils du pied droit, aux 2e et 5e orteils du pied gauche ; elle s'accompagne d'un refroidissement marqué d'une diminution de la sensibilité tactile et de fourmillements. La dernière phalange du gros orteil, bien que moins atteinte, n'est pas tout à fait intacte. Cette asphyxie locale est surtout prononcée pendant les accès de fièvre ; dans l'intervalle, elle paraît un peu moins étendue et moins foncée.

L'examen des urines pratiqué à diverses reprises a toujours été négatif ; jamais celles-ci n'ont présenté de traces de su cre ou d'albumine, soit pendant, soit en dehors des accès. Le système cardio-vasculaire est indemne, le cœur est intact. Aucun antécédent de rhumatisme et de syphilis.

L'alimentation du malade dans sa tribu était presque exclusivement composé de lait, d'œufs et de dattes. On peut écarter l'ergotisme et le lathyrisme.

Rien en dehors du paludisme ne peut donc expliquer les troubles vaso-moteurs présentés par notre malade. Jusqu'au 28 décembre, chaque accès est marqué par l'exacerbation des douleurs dans les membres inférieurs et par l'accentuation de l'asphyxie locale. Bien que la gangrène soit imminente, aucun point de sphacèle, aucune escarre, aucune phlyctène n'apparaissent jusqu'ici pour marquer le passage de l'asphyxie locale à la mortification.

Observation II

Sur un cas d'asphyxie locale paroxystique des extrémités (Résumée)

M. F. Bassères. (*Archives de Médecine et de Pharmacie Militaires*, 1910)

Le soldat Rob..., âgé de 30 ans, entre à l'hôpital militaire de Perpignan, le 13 avril 1908.

Diagnostic : Paludisme et congestion du foie.

Les antécédents héréditaires et personnels sont chargés : le père est mort de tuberculose, en 1888, dix ans après la naissance de son fils ; son grand-père et un de ses frères ont succombé à une maladie de cœur, la grand'mère à une hémorragie cérébrale. Comme antécédents personnels : paludisme au Tonkin en 1900 ; congestion pulmonaire en Chine en 1901 ; paludisme à Madagascar en 1903 : en 1905, dans mon service d'hôpital, fièvre typho-malarienne ; cachexie palustre au Tonkin en 1906. Enfin, en septembre 1907, à Perpignan, retour offensif de congestion hépatique ; envoyé à Prats-de-Mollo, où il a présenté encore de nombreux accès de fièvre, il rentre à son corps le 10 avril ; accès le soir de son arrivée. Evacué sur l'hôpital le 13 avec diagnostic donné plus haut.

Pendant les jours qui suivent, le malade ne présente plus d'accidents palustres et la congestion du foie est éphémère, mais je relève des signes d'asphyxie locale des extrémités survenant par accès et sur lesquels le malade n'a jamais, jusqu'à ce jour, bien qu'ils soient de date relativement ancienne, appelé l'attention des médecins qui l'ont soigné.

Etat du malade le 1er mai 1908. — Rob... présente des crises d'acroasphyxie caractérisées par de la cyanose des mains, des pieds, du nez, des oreilles et de la face antérieure des genoux.

Description des accidents. — L'accès survient dans certains cas brusquement, « comme un coup de fusil » ; les traits se tirent et le malade éprouve une oppression légère ; mais le plus souvent la marche des symptômes est progressive. Au moment où l'accès commence, les régions atteintes sont le siège d'une impression de froid, suivie d'engourdissement ; jamais de douleurs vives, mais une sensation pénible d'onglée ; cyanose et tuméfaction des doigts et de la main jusqu'au poignet, au niveau d'une ligne transversale passant sur l'apophyse styloïde du cubitus ; rapidement ces troubles augmentent d'intensité ; le gonflement accroît de 3 à 4 millimètres le périmètre des doigts, et gêne leurs mouvements au point que leur flexion complète est impossible et que le malade ne peut rien saisir.

La sensibilité est nulle sur la phalangette, très diminuée sur les autres phalanges et sur les zones cyanosées, mais avec une atténuation à peine appréciable sur le dos de la main.

La température locale est très abaissée ; prise pendant l'accès au creux de la main elle ne dépasse pas 25° ; elle est de 36°6 après l'accès.

L'empreinte du doigt sur les parties cyanosées est lente à disparaître (3 à 5'').

En même temps le malade éprouve au niveau de la région précordiale, une crispation douloureuse, d'une durée variable suivant l'intensité de la crise (de 15 à 30 minutes) ; les veines de la partie inférieure de l'avant-bras se gonflent, et le malade note, à 6 centimètres environ au-dessus du poignet, une sensation pénible de constriction ; parfois à l'exploration de la radiale, Rob... a relevé l'alternance de 4 pulsations normales et de 3 plus faibles. Le malade, dont l'intelligence est vive, est très affirmatif sur ce point et ses affirmations paraissent justifiées par la description qu'il nous a fait de cette impression ressentie, d'ailleurs, de rares fois, et au moment où les crises étaient le plus accusées ; toutefois je n'en ai jamais pu contrôler la réalité dans mes examens antérieurs.

Le déclin de l'accès est indiqué par une légère sudation, d'abord localisée aux pouces, puis se généralisant en quelques minutes, à tous les doigts et à la paume de la main. La sudation est très discrète ou nulle sur la face dorsale des mains qui garde, d'ailleurs, son aspect normal après l'accès, alors que les parties affectées de transpiration conservent un aspect d'épiderme légèrement macéré.

En fin d'accès les sueurs sont très abondantes, coulent le long des doigts et couvrent de grosses gouttes les doigts et la paume de la main, même après la fin apparente de la crise, la sueur persiste pendant environ une demi-heure.

En somme l'accès typique ressemble dans la succession de ses symptômes, à un véritable accès de fièvre intermittente, avec stades de froid et de chaleur et le malade lui-même nous a fait part spontanément de cette impression au cours de l'interrogatoire. La durée de l'accès varie entre une heure et quatre heures. La température du creux de la main qui, dans l'intervalle des accès, est de 35°5, descend à 25° au milieu de la crise pour remonter, quand elle est terminée, à 36°2 et même au-dessus, ainsi que je l'ai pu constater (36°6).

Historique des accidents. — Le début des troubles remonte au mois de juillet 1907 ; à cette époque les mains sont seules intéressées ; Rob..., un matin remarque que ses mains se cyanosent et se tuméfient ; sensation d'onglée à l'extrémité des doigts avec engourdissement du reste de la main. Ces accès se répètent à raison de un par jour pendant tous le mois ; ils cessent jusqu'au 15 août pour reprendre plus violents jusqu'à la fin du mois de septembre. A cette époque la durée des accès est de une heure à une heure et demie et se reproduisent deux ou trois fois par jour. Vers la fin d'octobre, Rob... note l'extension des mêmes troubles aux pieds, aux genoux, au nez et aux oreilles. Dans chacune de ces trois dernières régions la crise se traduit par les mêmes signes : engourdissement et impression de froid suivis de cyanose. Aux oreilles, en novembre 1907, un phénomène particulier se surajoute. On note une poussée d'un groupe de vésicules sur la partie supérieure de l'ourlet du pavillon gauche ; leur dessication laisse une croûte noirâtre sous laquelle le malade éprouve de vives douleurs permanentes ; sa chute est provoquée par le malade qui croit se soustraire aux douleurs ; celles-ci s'atténuent, mais persistent, la croûte se reforme et ne tombe qu'en mai 1908, laissant une encoche cicatricielle.

Aux pieds, même progression des symptômes qu'aux mains : froid, engourdissement ; hypoesthésie de la plante ; fourmillements comme après une position défectueuse prolongée ; la station debout est possible, mais le moindre choc aurait raison de l'équilibre ; le malade est obligé de s'asseoir ou de se coucher, ou de se donner du mouvement, malgré les difficultés que crée la marche, aux premiers instants, et afin de « faire la réaction ».

Marche des accidents. — Pendant les vingt-cinq premiers jours, du 13 avril au 7 mai 1908, le malade est suivi. On administre simplement des toniques. Les crises sont quotidiennes et se produisent deux ou trois frois par jour avec une durée moyenne pour chacune de une heure et demie. Exceptionnellement une journée calme (3 mai).

Au vingt-cinquième jour — le 7 mai — en raison des antécédents palustres du malade et la périodicité des crises, je donne, à titre d'essai, un gramme de quinine par jour, du 7 au 10 inclus. Pas de crises le 8 et 10 mai. Du 11 au 30 mai, sauf les 20 et 21, injections hypodermiques quotidiennes à la dose de 0 gr. 50 de bichlorhydrate neutre de quinine. Du 11 au 15, crises quotidiennes ; leur durée est peu modifiée, mais les troubles fonctionnels subissent une détente manifeste. Le malade est très affirmatif sur le bien-être que donnent les injections. Il demande instamment que je les continue, « parce qu'il sent que les crises vont disparaître ».

A noter simplement la suppression des injections de quinine les 20 et 21 mai et le retour offensif des accès le 23, sans lendemain, il est vrai. Le malade est envoyé dans un hôpital de convalescents. Il persiste sans doute, une sensibilité spéciale des régions atteintes (hyperhydrose, légère cyanose, par moments, sous l'action de l'eau froide), mais il n'y a plus eu de crise paroxystiques et cette cyanose légère ne s'accompagne jamais d'aucun trouble de la sensibilité (engourdissements, anesthésie ou hyperesthésie, etc.).

A la date du 25 août 1909, tous les troubles décrits précédemment ont disparu. L'aspect des mains et du nez est normal. Le malade n'a plus eu d'accès depuis son passage à l'hôpital (mai 1908).

Observation III (Inédite)

Paludisme. — Syncope et asphyxie locale des extrémités digitales

(MM. Ardin-Delteil et Raynaud)

M... L..., âgée de 58 ans, sans profession, entre salle Andral, lit n° 23, dans le service de M. le professeur Ardin-Delteil, pour anémie paludéenne, le 13 décembre 1919.

Rien à signaler au point de vue héréditaire.

Comme antécédents personnels, aucune maladie antérieure.

La malade a eu deux enfants, dont l'un est mort en bas âge de méningite. Le mari est mort à 56 ans, d'une affection cardiaque.

Histoire de la maladie. — A subi les premières atteintes du paludisme à Duperré, au mois de septembre 1919. Le début est progressif ; on note des phénomènes de première invasion. A cette époque la malade accuse très nettement, au moment où le frisson apparaît, une sensation de fourmillements à l'index droit principalement. Les autres doigts de la même main sont également le siège d'une sensation d'engourdissement ; ces phénomènes sont toujours plus accentués à l'index de la main droite. La malade dit avoir à ce moment-là, l'impression du « doigt mort ». Mais elle ne peut affirmer si ses extrémités digitales ont présenté des modifications dans la coloration des téguments. Les sensations légèrement douloureuses, n'ont pas, non plus, présenté de caractère paroxystique.

Par la suite, les accès de fièvre se montrent irréguliers ; ils apparaissent tous les 3, 4 ou 5 jours, avec frissons, fièvre, transpirations. La malade prend de la quinine, mais irrégulièrement. Elle est très affaiblie, amaigrie ; le teint est terreux ; les conjonctives sont légèrement ictériques. C'est dans cet état qu'elle entre à l'hôpital le 13 décembre.

Le matin de son entrée elle est apyrétique. Mais pendant le cours de l'examen, un frisson intense survient. On constate à la main droite, plus marqués à l'index, des phénomènes de syncope locale. Le doigt est blanc, livide, complètement insensible. Presque aussitôt succède une phase d'asphyxie locale. On note insensiblement une coloration de la peau qui passe de la teinte asphyxique jusqu'à la cyanose complète. La malade ne ressent pas de douleurs vives, mais éprouve simplement des fourmillements. Les autres doigts sont refroidis et blancs, mais ne passent pas de l'état de syncope à celui d'asphyxie. La durée de ces phénomènes a été environ d'un quart d'heure. L'accès palustre est survenu quelques instants après (t. 40° 1).

L'examen des divers appareils a montré :

Appareil digestif. — La langue est saburrale. Des vomissements alimentaires surviennent au moment des accès. Il n'y a pas de diarrhée, ni de constipation. Le ventre est souple, non douloureux. La rate affleure le rebord costal en apnée, et déborde de deux travers de doigts dans les grandes inspirations. Le foie déborde légèrement le rebord costal.

Appareil circulatoire. — Les bruits du cœur sont sourds, le pouls est à 98.

La tension à l'appareil de Pachon donne :

A droite (radiale)	Mx = 11 Mn = 6,5 A = 1
A gauche (radiale)	Mx = 11 Mn = 6 A = 3 1/4

L'anémie est intense ; les muqueuses sont décolorées.

Appareil respiratoire. — Rien de particulier.

Appareil urinaire. — L'examen des urines révèle la présence d'urobiline, de biliverdine et de sels biliaires. Il n'y a ni sucre, ni albumine.

La réaction de Wassermann est positive par les procédés de Wassermann et de Hecht. Ce résultat ne nous a pas surpris. Nous savons l'influence qu'exerce le paludisme sur les réactions de Wassermann. Un grand nombre d'entre elles sont positives dans les cas où il y a une infestation intense de l'organisme par l'hématozoaire. Nous savons d'autre part, que chez notre malade, aucun signe clinique ne nous a permis de mettre la syphilis en cause. Rien dans les antécédents qui puisse la soupçonner. En outre, elle ne porte aucun des stigmates de la syphilis héréditaire.

L'examen du sang a montré la présence d'hématozoaires (formes annulaires du type Prœcox).

La malade est mise au traitement quinique par la voie intramusculaire, à la dose de 1 gr. 50 pro die. Elle reçoit quatre injections les 13, 14, 15 et 16 décembre. La température tombe. On ne note plus d'accès jusqu'au 20, pas plus que des troubles du côté de la circulation périphérique. Le 20 décembre, la malade fait un accès léger. On reprend la quinine à la même dose (1 gr. 50) jusqu'au 26 décembre. Les accès se montrent plus fréquents, plus intenses, mais irréguliers.

Du 26 au 4 janvier, on injecte 2 gr. de quinine pro die. Le 30 décembre on constate une crise de syncope locale, toujours plus marquée à l'index de la main droite. Le stade d'asphyxie a succédé immédiatement après. La durée a été de vingt minutes environ. La température a marqué ce jour-là 38°2.

Le 5 janvier, on observe l'apparition des mêmes phénomènes, qui paraissent avoir été influencés par une cause occasionnelle. La malade après avoir trempé ses mains dans l'eau froide, ressent une vive douleur à la main droite. Cette douleur est plus vive à l'index droit qui est le siège d'une sensation pénible d'onglée. On note une teinte asphyxique de tous les doigts. Cette cyanose des extrémités n'a pas été précédée de syncope locale. Ces phénomènes qui ont duré 1/4 d'heure environ disparaissent au fur et à mesure que la malade se réchauffe. Les téguments reprennent leur teinte normale, mais ils conservent cependant une légère sensibilité.

A partir de cette date, malgré le traitement quinique intensif, la courbe se maintient aux environs de 38°. Des ascensions thermiques plus élevées — 39° 5 et 40° 5 — se manifestent au milieu des symptômes qui caractérisent l'accès palustre.

Cette température continue s'explique par le fait, que la malade présente dans la région des fesses des phénomènes inflammatoires consécutifs aux injections de quinine.

Le 10 janvier, la fesse droite est le siège d'une réaction qui prend une intensité plus marquée : un abcès est en voie de formation.

Le 15 janvier, on procède à l'ouverture de cet abcès. La température est élevée.

Le 22, on note une plaque d'érysipèle autour de l'abcès ; la malade est évacuée dans un service de chirurgie.

Revue quelques temps après, cette malade est dans un état de septicémie aiguë. Les troubles circulatoires périphériques paraissent très prononcés. La main droite présente une teinte asphyxique qui s'étend des extrémités digitales jusqu'au niveau des articulations métacarpo-phalangiennes.

Observation IV (Inédite)

Gangrène symétrique des extrémités inférieures d'origine palustre. — Tétanos consécutif. — Mort.

(MM. Ardin-Delteil et Raynaud)

S..., M..., âgée de 17 ans et demi, célibataire, exerçant la profession de domestique, entre à l'Hôpital Civil de Mustapha, le 2 novembre 1919, dans le service de M. le Professeur Ardin-Delteil, pour des lésions de gangrène siégeant aux extrémités des deux membres inférieurs.

Antécédents héréditaires et commémoratifs. — Père mort le 26 octobre 1919, presque subitement, probablement d'un accès pernicieux, car il était impaludé depuis quelques temps ; la mère, morte 4 ans auparavant d'une affection pulmonaire ; un frère de 18 ans bien portant, un autre frère de 6 ans et une sœur de 12 ans et demi, tous deux impaludés.

On note un paludisme familial. La famille qui habitait Alger, se rend à Bouïra — région infestée de paludisme — en août 1919. Peu de temps après leur arrivée, tous, sauf le frère ainé, eurent des accès de fièvre.

Antécédents personnels. — A eu la grippe, il y a un an. N'a jamais eu aucune maladie antérieure. La malade qui avait été toujours bien réglée, avait vu disparaitre ses règles depuis trois mois.

Histoire de la maladie. — Après un mois de séjour à Bouïra, S..., M..., est atteinte de fièvres intermittentes qui apparaissent tous les deux jours. Elles affectent donc le type tierce. L'accès est classique. Il débute par des frissons, se continue par une ascension thermique, se termine par des sueurs profuses. Ces accès se répètent régulièrement pendant tout le mois de septembre. Dans les premiers jours du mois d'octobre, la malade ressent des douleurs aux pieds. Ceux-ci sont le siège d'un œdème blanc qui augmente insensiblebent ; la malade a les pieds « enflés ». Aussitôt après, mais dans un temps qu'elle ne peut dire exactement, les extrémités deviennent violacées, jusqu'au voisinage du tarse. Des bains chauds sont ordonnés ; l'œdème disparait, mais des phénomènes gangréneux se montrent symétriquement aux orteils qui deviennent noirs et secs. Il n'y a à ce moment aucune plaie, aucune phlyctène. Notons en passant que la période de syncope et d'asphyxie locale a été très courte, fugace. Il est difficile de faire préciser la malade à ce sujet. L'étape de l'asphyxie locale a été brûlée rapidement : la gangrène s'est installée d'emblée.

S.., M..., entre dans cet état à l'Hôpital, le 2 novembre 1919.

Etat actuel et examen de la malade. — A cette date, elle est apyrétique. Mais le lendemain elle fait un accès palustre caractéristique (1° 39° 9). La malade qui avait toujours été plutôt forte et bien portante, est très anémiée ; la teinte de la peau est cireuse ; les conjonctives sont pâles, la muqueuse buccale est également pâle, décolorée. Elle a beaucoup maigri.

L'examen porte de suite aux membres inférieurs. Aux deux pieds; les orteils sont desséchés, momifiés à leurs extrémités. Ils ont tous une teinte noirâtre, très foncée. Les gros orteils notamment, ont un aspect typique : noirs couleur de charbon, ils sont effilés, incurvés en crochet. A la palpation ils donnent la sensation d'une dureté de bois, ils sont sonores lorsqu'on les percute.

En arrière, fait suite, une zone violacée qui s'étend jusqu'au niveau des espaces intermétatarsiens. Le reste du pied n'est le siège d'aucune autre modification particulière. La douleur est très vive à la pression ; spontanément la malade n'accuse qu'une sensation de chaleur.

On ne sent pas battre l'artère pédieuse, ni d'un côté, ni de l'autre, mais on sent battre l'artère tibiale postérieure dans la gouttière calcanéenne des deux côtés.

L'examen des différents organes a donné les renseignements suivants :

Abdomen. — Souple, non douloureux ; rate débordant légèrement les fausses côtes ; le foie déborde de 1 travers de doigt.

Cœur. — Souffle au niveau des quatre orifices ; post systolique, couvrant toute l'aire précordiale, ayant les caractères d'un souffle extra-cardiaque, d'un souffle anémique. Aux veines jugulaires l'auscultation révèle la présence de souffles anémiques qui se traduisent par un bruit de rouet.

Poumon. — Rien à l'auscultation ; la malade ne tousse pas ; ne s'enrhume pas facilement.

Système nerveux. — La motricité est normale. Au tact et à la piqûre la sensibilité est normale sur la jambe et le pied. On constate de l'hyperesthésie à la limite de la région gangrènée, de l'hypoesthésie ou de l'anesthésie dans les parties cyanosées et momifiées. Pas de thermo-analgésie. Les reflexes sont conservés. Il n'y a pas de points douloureux. Pas de signe de Lasègue, ni point de Valleix ; aucun signe de sciatique. En somme, pas de polynévrite bi-latérale pouvant expliquer les troubles trophiques.

L'examen du sang a été pratiqué le 8 novembre.

La numération globulaire a donné :

Globules rouges..........	1.600.000
Globules blancs..........	4.500

La formule lencocytaire :

Polynucléaires	55
Mononucléaires	30
Lymphocytes..................	10
Eosinophyles	»
Formes de transition............	5

En outre, l'examen montre des hématozoaires. Les parasites sont abondants (Schizontes-Tierce bénigne).

La réaction de Wassermann dans le sang est positive faiblement, celle de Hecht indéterminée ou positive faiblement.

Mais la réaction de Wassermann pratiquée de nouveau, le 22 décembre, dans le liquide céphalo-rachidien, est négative.

L'examen des urines n'a montré ni sucre, ni albumine.

Le lendemain de son entrée — le 3 novembre — la malade, avons nous dit, fait un accès palustre. A partir du 4 jusqu'au 7, on pratique quotidiennement une injection intraveineuse de 4 cc de collobiase de quinine. Les accès fébriles persistent toujours.

Le 3, l'accès est franc. Au moment de l'invasion fébrile la température marque 39° 9. Les 4 et 5 novembre, la température se maintient entre 36° 9 et 37°. On note à cette dernière date, un léger frisson et une ascension thermique que l'on met sur le compte de la réaction consécutive à l'injection de collobiasé.

Le 6 novembre, l'accès se montre régulier 1° : 39°.

Le 7 novembre, à cinq heures du soir, une heure après l'injection de collobiase de quinine, la malade est prise de frissons violents. La réaction parait très vive. La température s'élève à 39° 5 pour atteindre, à 7 heures du soir, 40° 9.

Le 8 novembre, pas de collobiase. Un accès régulier se produit : La température atteint 39°, précédée des prodromes habituels.

Localement la malade voit ses douleurs s'atténuer sensiblement.

Elle peut remuer plus facilement les doigts de ses pieds. Au pied droit, la momification porte sur les troisièmes phalanges ; les deuxièmes phalanges sont violacées et douloureuses à la pression. Il n'y a pas d'œdème.

Au pied gauche, on constate les mêmes phénomènes, mais en même temps on remarque à ce pied l'apparition de grosses phlyctènes au niveau des orteils qui se sont affaissés et ont laissé comme une croûte à leur niveau. On constate, en outre, de l'œdème à la face plantaire dans la moitié antérieure du pied.

En somme, dans cette première période, du 4 au 7 novembre, soit pendant 4 jours, la malade a reçu chaque jour 4 cc de collobiase de quinine, sans que les accès aient paru nettement influencés ; les 8 et 9 les accès ont été francs avec température maxima a 38° 6, 38° 7.

Du 10 au 13 novembre, on fait une injection quotidienne

de 1 gr. 20 cent. de bichlorhydrate de quinine. La courbe se maintient en plateau aux environs de 37°. Il n'y a plus d'accès fébriles durant cette période.

Le 12 novembre, on constate une amélioration locale. La teinte violacée disparait surtout à gauche. Une radiographie pratiquée ce même jour, n'a pas montré de lésions osseuses.

Le 14 novembre, la malade ressent quelques élancements dans les orteils. La mobilisation des doigts est impossible. On voit apparaitre des phlyctènes sur les 2e, 3e et 4e orteils droits. Les phénomènes douloureux paraissent s'accentuer. On met la malade à l'ésanophèle jusqu'au 17, mais souffrant de l'estomac, on cesse ce traitement à partir du 17.

Le 15 novembre, souffre toujours davantage, surtout au pied droit. On constate l'apparition d'escarres interdigitales aux 2e, 3e et 4e orteils droits.

Le 18 novembre, la teinte violacée des orteils semble disparaître peu à peu. Les phlyctènes des orteils du pied droit sont rompues. Une suppuration s'établit ; la malade accuse des douleurs encore plus violentes. Malgré cela, l'état général s'améliore, les muqueuses se recolorent, l'appétit est bon.

Le 20 novembre, petit frisson et accès de fièvre léger. On reprend, le 21 et pendant 4 jours, les injections intraveineuses de 1 gr. 20 pro die.

Souffre beaucoup des orteils. Une nouvelle numération globulaire montre :

Globules rouges...........	2.000.000
Globules blancs...........	5.400

Le nombre des globules rouges a augmenté ; du 21 novembre au 1er décembre, l'état général continue à s'améliorer de jour en jour ; la malade prend des couleurs et de l'embonpoint. Localement, et de chaque côté, les escarres interdigitales et les phlyctènes rompues suppurent abondamment. La teinte asphyxique qui fait suite aux régions gangrénées, disparait progressivement, mais les douleurs sont toujours très accentuées.

Le 1er décembre, la malade accuse de la névralgie faciale du côté gauche, avec des points sus-orbitaires, sous-orbitaires et dentaires.

Du 2 au 10 décembre, des ébauches de sillons d'élimination apparaissent au pied droit au niveau de la troisième articulation des 2e, 3e et 4e orteils.

Le 11 décembre, les rois sillons d'élimination sont nettement constitués. Au 2e orteil, le sillon est encore plus marqué ; la chute de la troisième phalange est imminente.

Au pied gauche, des sillons d'élimination apparaissent à tous les orteils.

Le 16 décembre, les troisièmes phalanges des 2e et 3e orteils du pied droit se détachent et tombent spontanément. Au pied gauche, la troisième phalange du petit orteil tombe également.

Le 20 décembre, dans la soirée, la malade accuse de la dysphagie avant de s'endormir. Le 21 au matin, elle éprouve de la difficulté à ouvrir la bouche et de la gêne à effectuer les mouvements de rotation et de flexion de la tête. On constate en effet l'apparition de trismus, lequel permet toutefois l'écartement des mâchoires, ainsi qu'une certaine raideur de la nuque.

On pratique immédiatement une injection intra-rachidienne de 20 cc de sérum antitétanique et une injection intra-veineuse de 40 cc du même sérum. Le liquide céphalo-rachidien est très hypertendu.

Le 22, le trismus est complet, la raideur de la nuque très accentuée ; les muscles du cou sont en hyperthonie. La dysphagie est considérable. La température n'atteint pas 38°. On décide de supprimer le foyer d'infection. M. le Docteur Duboucher fait une amputation économique dans la continuité du métatarse des deux pieds, sous anesthésie à l'éther.

Au contact du tampon imbibé de teinture diode, ce qui reste des extrémités sphacelées, se détache spontanément : le processus d'élimination touchait à sa fin.

On ne fait pas d'hémostase et il est facile de se rendre compte que le champ opératoire ne saigne pas ou très peu. Les artères pédieuses des deux côtés ne sont pas béantes, leurs calibres paraissent considérablement rétrécis ; elles donnent l'impression de vaisseaux sans lumière, aucun jet de sang ne s'en échappe. Il en est de même des artères collatérales. Celles-ci pour ne pas être aussi visibles que les artères pédieuses, n'en donnent pas moins l'impression de vaisseaux qui ne saignent pas.

Dans la soirée, la malade reçoit 20 cc de sérum antitétanique intra-veineux et 40 cc intra-rachidien en même temps qu'une injection de 4 cc de Paratoxine. On administre une potion à l'hydrate de chloral. La température n'est pas élevée.

Le 23, la température atteint 38°, le pouls est à 112. Le trismus est un peu moins marqué. L'écartement des mâchoires est possible, mais ses mouvements sont cependant limités. Les mouvements de rotation et de flexion de la tête ne peuvent pas être effectués. Il n'y a pas de crises convulsives ni de contractures. La malade reçoit 4 cc de Paratoxine. On continue le chloral à la dose de 8 grammes.

Le 24, la malade est dans le même état que la veille. La dysphagie augmente, le strabisme apparait. La température est au-dessous de 37°, mais on compte à la radiale 116 pulsations à la minute. On fait, ce jour là, 60 cc de sérum antitétanique intra-veineux et 4 cc de Paratoxine.

Le 25, la température atteint 38° 5. L'accélération du pouls est de plus en plus marquée ; on compte 120 pulsations. Le strabisme augmente d'intensité. L'extrémité céphalique est figée dans l'immobilité ; les muscles du cou et de la face sont contracturés. On pratique 60 cc de sérum intra-veineux et intra-rachidien et 4 cc de Paratoxine.

Le 26, la température est à 38°, le pouls à 140. On constate une légère arythmie. Il n'y a aucun changement dans les phénomènes de contracture des muscles de la face et du cou.

Le 27, on observe de la contracture des muscles respiratoires ; le pouls est à 156. La malade meurt asphyxiée.

L'autopsie n'a pu malheureusement être faite. Toutefois, sur les deux avant-pieds, Monsieur le Professeur Argaud a pratiqué des coupes histologiques. Il a bien voulu nous communiquer les renseignements suivants :

« La majeure partie des vaisseaux est encore perméable ;
« l'endothélium est normal, mais l'endartère très inégale-
« ment développée, offre des dimensions qui varient suivant
« les points envisagés du simple au triple. La membrane li-
« mitante interne est peu appréciable. Quelques vaisseaux

« ont une paroi amincie, et, par places, comme déchiquetée ;
« enfin, certaines artérioles montrent une obstruction indé-
« niable.

« L'endartère chez eux a proliféré et à la place des cellules « endothéliales normales, on aperçoit des éléments stellaires « qui s'anastomosent par leurs prolongements avec des élé- « ments voisins, ou bien même avec ceux de la paroi opposée. « La lumière de ces vaisseaux artériels est comblée par un « véritable syncytium creusé de nombreuses vacuoles.

« Quelles que soient les causes qui aient pu déterminer « cette oblitération, il n'en est pas moins vrai qu'elle condi- « tionna certainement les phénomènes asphyxiques observés « sur les extrémités digitales. »

Nous avons réuni à la fin de cette observation quelques épreuves oscillométriques pratiquées durant tout le cours de la maladie. Les tensions artérielles chez notre malade sont restées à peu près uniformément constantes dans les parties saines ; elles n'ont subi aucune modification dans les régions voisines des lésions de gangrène.

Membre inférieur gauche au-dessus de la cheville :

Mx = 13
Mn = 6
Pd = 7
A = 3

Membre inférieur droit au-dessus de la cheville :

Mx = 13
Mn = 6
Pd = 7
A = 3

Dans la région médio-tarsienne au pied droit :

Mx = 10
Mn = 4
Pd = 6
A = 1/2

Epreuve thermique. — On plonge le membre malade dans un bain d'eau chaude à 42°. Puis on mesure la tension. Durée de l'immersion : 5 min. Par comparaison on a fait la même épreuve sur un membre sain.

	BRAS DROIT				JAMBE DROITE			
	Mx	Mn	Pd	A	Mx	Mn	Pd	A
Avant l'immersion	14 5	6	3.5	3.5	16	7.75	8.25	2.5
Après 5 minutes	15 5	5.5	10	4	15.5	7	8.5	3.5
» 7 »	15 5	6	9.5	5	15.5	7	8	3.5
» 9 »	15.5	6	9.5	4.5	16	8	8	2.5
» 12 »	14.5	6	8.5	4.5	15.5	7.5	8	2.5

CHAPITRE II

CONTRIBUTION A L'ÉTUDE PATHOGÉNIQUE DU SYNDROME DE RAYNAUD

Si l'on considère les nombreuses critiques soulevées par la pathogénie des phénomènes qui constituent le syndrome de Raynaud, la difficulté ne paraît pas moins grande aujourd'hui alors que de nombreuses observations cliniques ont été recueillies. Nous avons cherché à apporter une contribution personnelle à l'étude d'une théorie pathogénique assez récente. Nous ne nous méprenons pas sur la difficulté d'une pareille tentative et ce n'est pas sans un certain sentiment de timidité que nous soumettons à nos juges certaines idées que nous ont suggérées les cas qu'il nous a été donné d'observer.

Nous croyons utile en abordant la pathogénie du syndrome de Raynaud de rappeler les théories qui ont été émises pour expliquer la nature des symptômes qui le constituent.

S'appuyant sur les expériences de Claude Bernard, Raynaud a cherché dans un trouble des vaso-moteurs, l'explication des différents phénomènes que présente l'état morbide auquel il a attaché son nom. Pour Raynaud, cette maladie, doit être considérée « comme une névrose caractérisée par l'énorme pouvoir excito-moteur des portions grises de la moelle qui tiennent sous leur dépendance l'innervation vaso-motrice. » L'excitation des vaso-moteurs produit la contracture des fibres lisses des veinules et des artères ; ces fibres en se contractant diminuent le calibre des vaisseaux, d'où diminution de l'afflux sanguin : les téguments pâlissent et se refroidissent. Mais ce spasme vasculaire ne persiste pas longtemps ; les fibres lisses après s'être contractées se relâchent ; le calibre des vaisseaux redevient normal et la syncope disparaît.

C'est par un même processus que Raynaud explique l'asphyxie locale.

Enfin si le spasme des vaisseaux persiste longtemps et si les accès se répètent fréquemment la gangrène peut survenir. Raynaud expliquait par la localisation dans l'axe cérébro-spinal la symétrie des phénomènes.

Vulpian, modifie cette théorie et lui oppose la conception de troubles nerveux périphériques. Il envisage une action reflexe vaso-constrictive très énergique provoquée par l'excitation des nerfs cutanés centripètes et produite par l'intermédiaire des ganglions situés sur le trajet des fibres vaso-motrices à une faible distance de la terminaison dans les parois vasculaires.

Par la suite, d'autres auteurs avec Raynaud ont attribué la gangrène des extrémités à des affections de l'axe cérébro spinal. Weiss cite la gangrène symétrique dans la syringomyélie ; Iscowesco relève trois cas d'asphyxie locale dans la paralysie générale. Roques, Kornfeld, Pitres, Joffroy et Achard observent des gangrènes symétriques au cours du tabes.

Mac Bride cite la paralysie spinale antérieure, Schlesinger la compression médullaire par lésions du mal de Pott et la pachyméningite cervicale.

Enfin la gangrène symétrique a été observée au cours des névrites. (Pitres et Vaillard) ; mais tandis que certains auteurs (Vulpian, Cornil) signalent l'intégrité des nerfs périphériques, d'autres (Dehio, Kopp) signalent des lésions de névrites à la suite de gangrène vasculaire ; les examens microscopiques qui appuient cette théorie sont donc contradictoires.

En somme la grande majorité des auteurs appuyant la thèse de Raynaud, a attribué un rôle prépondérant aux altérations organiques du système nerveux central. Ils ont expliqué la gangrène des extrémités par un spasme vasculaire sous la dépendance d'une hyperexcitabilité des centres vaso-moteurs.

Doit-on conclure avec Raynaud que sous l'influence d'une hyperexcitabilité centrale ou médullaire la vasoconstriction peut produire la gangrène ?

Tout d'abord l'ischémie obtenue expérimentalement par l'irritation du grand sympathique n'a jamais pu produire de sphacèle. Weber en excitant pendant huit jours le sympathique cervical a obtenu un abaissement de température mais n'a jamais eu de gangrène. Cliniquement un exemple vient appuyer ce fait : dans l'insuffisance aortique « l'état de pâleur qui caractérise le faciès aortique contraste nettement avec l'aspect cyanotique des affections mitrales ; et nous savons que cette pâleur comme l'a montré François Franck résulte d'un état spasmodique des petits vaisseaux causé par un acte reflexe des valvules sigmoïdes ulcérées. Or jamais de gangrène périphérique n'a été observée dans ces conditions pourtant très favorables [1].

D'autre part la possibilité de troubles vaso-moteurs où la gangrène a atteint presque d'emblée toute son intensité — comme nous le montre l'observation IV — et les cas

(1) D'après M. E. Barié, Soc. Méd. des Hôpit. de Paris, janvier 1916, au sujet d'une observation de M. Souques (Lésions artérielles dans la maladie de Raynaud)

d'asphyxie intense, prolongée durant des mois sans gangrène, portent à croire qu'il y a là autre chose que l'action vaso-motrice admise seule par Raynaud. Que ces troubles vaso-moteurs soient indispensables à la production de la gangrène, nous n'en doutons pas ; nous verrons plus loin qu'il font partie du tableau clinique, mais il paraît difficile à l'heure actuelle de soutenir qu'ils sont seuls en cause dans la production de cette gangrène.

On sait quelle prédilection toute spéciale les maladies infectieuses ou toxiques affectent pour le système vasculaire. Elles sont susceptibles de produire une prolifération du tissu conjonctif entre la lame élastique et l'endothélium. Ces néo-formations donnent naissance à des végétations, qui, issues de la paroi vasculaire envahissent progressivement la lumière des vaisseaux qui peut, dans des cas, rester perméable, dans d'autres, au contraire, s'oblitérer complètement.

Depuis les travaux de Raynaud qui ne voyait dans sa maladie qu'une « variété de gangrène sèche caractérisée par ce double fait qu'elle est indépendante de toute altération anatomique appréciable du système vasculaire et qu'elle affecte toujours des parties similaires », certains auteurs ont publié des observations dans lesquelles l'appareil circulatoire présentait des lésions manifestes, cliniquement et anatomiquement. La théorie vasculaire de la maladie de Raynaud était édifiée ; d'autres observations ont permis, par la suite, de la défendre.

Bret et Chalier ont recueilli un certain nombre de faits en faveur de cette théorie, dans un travail publié dans la *Revue de Médecine* (Paris 1911). Ces auteurs rapportent le cas de Goldsmicht, lequel relate l'observation d'une femme âgée de 45 ans, atteinte sans cause apparente de syncope et d'asphyxie locale des doigts. L'affection a évolué pendant plusieurs années jusqu'à l'apparition des phénomènes gangrèneux au niveau des doigts. La malade mourut consécutivement à des troubles cardio-rénaux. Recklinghausen a étudié histologiquement ce cas et a remarqué que les vaisseaux de la peau étaient frappés de lésions chroniques très étendues. « L'endartérite et l'endophlébite retrouvées également au niveau des poumons et des reins méritent d'autant mieux d'être signalées que les grosses et moyennes artères avaient conservé entière leur intégrité ». D'autre part, on ne constatait aucune lésion des nerfs.

D'autres faits établissent le rôle de l'artérite oblitérante dans la production du syndrome de Raynaud (Osler [1], Jacoby [2], Pearce Gould [3], Hadden [4], Walsham [5], Spencer [6]).

De même Dehio à l'examen histologique portant sur des parties gangrénées releva des lésions d'endartérite et d'endophlébite.

Il faut encore citer les observations de Bouveret [7], Bourelly [8], de Saint-Philippe [9], de Verdalle [10], de Rindson et Kingdon [11], de Thiersch [12] qui ont constaté des lésions généralisées d'artério-sclérose dans les membres atteints de gangrène.

---

(1) Osler. — Philad. Neur. Society ref. Neur. Centralblatt 1888, p. 153.

(2) Jacoby. — A contribution Ef the diagnosis of Raynaud's disease Med. Journ. 1891. T. II.

(3) Pearce Gould. — Clin. Soc. Trans. 1884, p. 95-104 et 1891, p. 134-140.

(4) Hadden. — Clin. Soc. Trans. 1884, p. 105-107.

(5) Walsham. — Clin. Soc. Trans. 1886, p. 304-306.

(6) Spencer. — Brit. Med. Journ. 1898, p. 371-372.

(7) Bouveret. — Lyon Médical 1884, p. 165 ou thèse d'Eparvier.

(8) Bourelly. — Asphyxie locale considérée comme symptômes (th. 1887).

(9) St-Philippe. — Mémoires de Médecine et Chirurgie de Bordeaux 1883.

(10) Verdalle. — Mémoires et Bulletins de la Société de Bordeaux 1882-1883.

(11) Rendson et Kingdon. — Lancet 1889, 1037-1038.

(12) Thiersch. — Amer. Journ. Méd. Sc. 1896, p. 224.

Bret et Charlier contribuent personnellement à éclairer la question. Ils rapportent quatre observations de malades chez lesquels la maladie de Raynaud était associée à des lésions cardio-vasculaires. L'une de ces observations est assez probante. Il s'agit d'une malade âgée de 45 ans qui présente un syndrome de Raynaud prédominant au niveau des doigts et qui a évolué pendant 12 ans. Durant les sept premières années, cette malade a présenté successivement des stades de syncope et d'asphyxie locale, les cinq années suivantes des troubles gangréneux. Puis la mort est survenue au milieu de troubles asphyxiques dus à une lésion cardiaque ancienne. La nécropsie a été pratiquée. Nous relevons dans cette observation le passage suivant :

« L'artère radiale, la pédieuse et l'artère coronaire ont « été prélevées pour l'examen histologique. Sur les coupes « transversales des trois artères examinées les figures his« tologiques témoignent d'un processus identique et de « lésions à peu près semblables. *Tous ces vaisseaux ont « leur lumière complètement oblitérée ; elle est occupée « par des travées de tissu conjonctif, par des groupes plus « ou moins denses de petites cellules rondes, et surtout « par des néo-formations capillaires de calibre variable.*

« Sur aucune des trois artères examinées ne se rencontre « de thrombus fibrineux. D'une façon générale, les néo« formations vasculaires restent isolées à l'intérieur du « vaisseau, sans communication apparente avec le réseau « vasculaire des parois artérielles.

« *L'intégrité complète des troncs nerveux* tant au point « de vue interstitiel que parenchymateux a été établi par « leur examen à l'aide des techniques habituelles. »

L'observation IV et celle que l'on va lire viennent apporter leur modeste part à l'appui de la théorie vasculaire. Nous les rapprocherons toutes deux et les discuterons.

Observation V (Inédite)

Troubles circulatoires périphériques du membre supérieur gauche. — Syncope et asphyxie locale des extrémités digitales de la main gauche accompagnées de crises douloureuses paroxystiques. — Gangrène du petit doigt.

(MM. Ardin-Delteil et Raynaud)

Sc..., R..., âgée de 21 ans, sans profession, entre à l'Hôpital de Mustapha, dans le service de M. le Professeur Ardin-Delteil, le 7 novembre 1919, parce que depuis un mois, elle souffre de tout son membre supérieur gauche.

Antécédents héréditaires. — Père mort à 50 ans, il y a dix ans, de cancer de l'œsophage. Mère morte en octobre 1917, de congestion pulmonaire, à l'âge de 50 ans. N'avait jamais été malade auparavant, n'avait jamais eu de fausses couches. Mais pendant la grossesse de la malade, avait contracté de son mari, une « mauvaise maladie » (?).

Antécédents collatéraux. — 3 sœurs bien portantes, toutes mariées, 1 frère marié, bien portant.

Antécédents personnels. — Mal aux yeux de l'enfance. Pas de fièvre éruptive. Grippe en novembre 1918. Reste huit jours couchée. Cette affection se termine sans complications.

A eu une grossesse dont est né un enfant, aujourd'hui âgé de 2 ans, jamais d'éruption cutanée, pas de chute de cheveux ; pas de plaques buccales.

Histoire de la maladie. — Vers la fin du mois d'août 1919, la malade éprouve une sensation particulière dans tous les doigts de la main gauche, surtout à l'index. « Il lui semble qu'elle a des épingles dans les ongles. » Les doigts sont un peu endormis et durs à la palpation. En même temps, elle remarque de petites tâches violacées sous les ongles. Ces phénomènes apparaissent tantôt le matin, tantôt l'après-midi et disparaissent par des bains locaux d'eau chaude.

Indépendamment de ces fourmillements des extrémités, elle ressentait tout particulièrement pendant la nuit, une douleur vive dans le bras gauche. La malade ne peut expliquer cette sensation douloureuse. Le poids du drap, même, était intolérable. Cette douleur disparaissait après un enveloppement chaud.

Du mois d'août au mois d'octobre, les mêmes phénomènes ont persisté, sans augmenter d'intensité ; mais journellement, la malade éprouvait des fourmillements pendant la journée, des douleurs pendant la nuit. Durant toute cette période, il n'y a pas eu de syncope locale ni d'asphyxie locale.

Le 24 octobre, pour la première fois, les doigts deviennent tantôt blancs, tantôt violets, puis reprennent leur teinte naturelle. Durant le stade de syncope locale, la main est glacée, les doigts exsangues, durs et insensibles. Déjà, à ce moment, le petit doigt était le siège de phénomènes douloureux. Après la syncope apparaissait l'asphyxie ; les téguments deviennent violets, les douleurs sont très vives, analogues à celles que l'on éprouve lorsque l'on trempe ses mains dans l'eau glacée. Après cette dernière crise, la teinte normale réapparaissait. Les périodes de rémission duraient 1/4 d'heure, 20 minutes environ ; puis, de nouveau, apparaissaient dans le même ordre, syncope et asphyxie. Les phénomènes persistant, ne lui laissant ni trêve, ni repos, la malade entre à l'Hôpital, le 7 novembre 1919.

Examen. — Malade amaigrie. A perdu une quinzaine de kilos. Les traits sont tirés ; souffre continuellement et gémit sans cesse.

Examen de la main. — Main cyanosée et légèrement tuméfiée au niveau des doigts. La cyanose porte surtout au niveau des extrémités digitales. Elle est plus marquée au niveau de la 3e phalange de l'index et surtout au 5e doigt, qui prend une teinte plus foncée, presque noirâtre. Sur la face externe du 5e doigt, existe même une phlyctène qui est apparue deux jours avant son entrée. Au cours de l'examen, on voit la teinte varier et les doigts par moments devenir blancs, exsangues, puis violacés. Il y a alternance de syncope et d'asphyxie ; quelquefois on constate une simultanéité de ces phénomènes : certains doigts devenant pâles, d'autres et surtout l'index conservant une teinte asphyxique.

En même temps les douleurs sont intenses, continues. Du reste depuis 5 jours, il n'y a plus de rémission dans les troubles circulatoires. La main est constamment soit en syncope, soit en asphyxie. Elle ne reprend plus sa coloration normale. Les douleurs sont intolérables ; la chaleur les atténue sans les faire disparaître.

A la palpation, on constate une insensibilité au tact remontant presque jusqu'au poignet, mais la pression des doigts est très douloureuse. Ceux-ci sont immobiles ; ils ne peuvent exécuter aucun mouvement volontaire.

On ne sent ni le pouls radial, ni le pouls huméral au pli du coude.

A l'oscillomètre de Pachon, il n'y a pas d'oscillations au poignet. Au bras gauche, dans sa partie moyenne la tension est : Mx = 14, Mn = 7 ; au coude : Mx = 14, Mn = 7 ; au poignet gauche : Mx = 0, Mn = 0.

Appareil respiratoire. — Rien de particulier.

Au cœur les bruits sont normaux. Pas de souffles.

Appareil digestif. — Anorexie. Estomac normal ; ni constipation, ni diarrhée.

Rate. — Affleure pendant l'expiration le rebord costal. Déborde largement pendant l'inspiration.

Appareil urinaire. — Pas de polyurie. Ptose rénale très marquée à droite. En apnée, le rein descend presque jusqu'à la ligne ombilicale. Les urines sont claires. Pas d'albumine, pas de sucre.

Appareil génital. — Règles normales et régulières.

Système nerveux. — Pas de troubles de la sensibilité ni de la motricité. Les reflexes rotuliens sont un peu brusques et exagérés.

Examen du liquide céphalo-rachidien : Liquide s'écoulant

avec une pression normale. Il y a une légère albuminose et une légère hypercytose (10 lymphocytes par m/m 3 à la cellule de Nageotte. La formule leucocytaire a donné :

Polynucléaires	60
Mononucléaires	26
Lymphocytes	11
Eosinophiles	2
Formes de transitions	1

La réaction de Wassermann dans le sang est négative ; elle est faiblement positive par le procédé de Hecht.

En outre l'examen du sang n'a pas montré d'Hématozoaires.

Le 10 novembre, la douleur est continue à la main gauche ; les doigts sont de plus en plus cyanosés.

On commence un traitement spécifique (0,15 centg. de néosalvarsan).

Le 13 novembre, le pouls huméral qui était perceptible au Pachon a disparu. Localement il n'y a aucune amélioration ; la malade souffre toujours beaucoup. Les cinq doigts prennent une teinte absolument noire. La phlyctène du 5e doigt s'étend. Il y a un sillon d'élimination au niveau de la deuxième articulation.

Le 14 novembre, on fait un traitement mixte (0,02 centg. de bi-iodure d'Hg, tous les deux jours). La nécrose est de plus en plus marquée au 5e doigt.

Le 16 novembre, on fait des applications d'air chaud. Les douleurs s'atténuent.

Le 17 novembre, du dessus du coude le pouls huméral reparaît légèrement. Le Pachon donne : Mx = 8, Mn = 2.

Deuxième injection de Néo-Salvarsan, 0,30 centg.

La momification du 5e doigt est complète. Le sillon d'élimination est constitué nettement.

Le 24 novembre. Les douleurs ont complètement disparu depuis quatre à cinq jours. Les doigts reprennent leur coloration et leur teinte normale. Cependant il y a de temps à autre de petites crises de syncope et d'asphyxie locale, mais qui durent à peine 1/4 d'heure et ne s'accompagnent pas de douleurs.

On pratique une 3ᵉ injection de Néo, 0,60 centg.

Le 30 novembre. Le petit doigt entièrement nécrosé, noir, se détache spontanément à la base du sillon d'élimination. La malade ne souffre plus. Les phénomènes de syncope et d'asphyxie ne se manifestent plus avec la même fréquence et la même intensité.

Durant les jours qui suivent, la cicatrisation du petit moignon s'opère lentement, la plaie a une belle couleur et bourgeonne activement. On ne note plus de crise d'asphyxie ou de syncope. L'état général est bon.

La malade, guérie, quitte l'hôpital le 22 décembre 1918.

Epreuve du bain chaud. — Immersion pendant 5 minutes, t° = 42°.

	BRAS DROIT				BRAS GAUCHE			
	Mx	Mn	Pd	A	Mx	Mn	Pd	A
Avant l'immersion	14	6 5	7 5	4	8.75	5 3/4	3	1 5
Après 5 minutes	13	5 5	7 5	6	9 25	6	3.25	1.5
» 7 »	13	5.5	7 5	6	9 75	5.5	4.25	1
» 9 »	12.5	5	7.5	6.5	9	5	4	2
» 12 »	12.5	5	7.5	7	9	6	3	2

Cette observation ainsi que la précédente, va nous permettre de discuter certains points intéressant la pathogénie du syndrome de Raynaud et de défendre la théorie artérielle de ce syndrome.

1° *Troubles vaso-moteurs.* — Notre première malade (Obs. IV) n'a pas présenté des troubles circulatoires vasomoteurs très accentués. Après une période très fugace de syncope et d'asphyxie locale, sur laquelle d'ailleurs elle ne donne aucune précision, la gangrène s'est installée d'emblée ; les phénomènes douloureux n'ont pas présenté de caractères paroxystiques. Les douleurs étaient tolerables ; elles ne furent dans cette période, que des sensations d'engourdissement et de fourmillement.

Notre deuxième malade (Obs. V), au contraire, a présenté, dans le début de son affection, des stades successifs et répétés de syncope et d'asphyxie locale à tous les doigts du membre atteint. Ces troubles vaso-moteurs étaient accompagnés de douleurs vives, accrues et exaspérées à certains moments. La gangrène n'est apparue que longtemps après. Même à ce dernier stade, comme nous avons pu nous en rendre compte, elle présentait successivement aux doigts non gangrénés des phénomènes vaso-moteurs très nets, qui se manifestaient par des modifications dans les téguments. Ceux-ci passaient simultanément de la teinte pâle à la teinte asphyxique. Ces phénomènes étaient accompagnés de douleurs intolérables.

Dans son unilatéralité, cette affection a réalisé, par son évolution, le type clinique de la maladie de Raynaud.

2° *Troubles de l'appareil circulatoire.* — Durant tout le cours de sa maladie, chez S... M..., (Obs. IV), le pouls des artères pédieuses n'a jamais été perçu. Nous n'avons surpris aucune modification, d'ordre réflexe ou vaso-moteur, dans les battements des artères intéressées. A l'oscillomètre de Pachon, les oscillations ont toujours conservé la même amplitude : celle-ci était inappréciable.

Par la suite, les constatations opératoires que nous avons faites, nous ont permis de voir des artères rétrécies, bouchées et un réseau vasculaire ne saignant pas, malgré le défaut d'hémostase.

Enfin les lésions d'artérite, constatées histologiquement, sont venues confirmer l'hypothèse d'une oblitération artérielle.

De même, chez Sc... R... (Obs. V), le pouls radial n'était pas perceptible au palper, pas plus que le pouls huméral.

Ce dernier cependant donnait au Pachon des oscillations sensibles. Mais quelque temps après (13 novembre), il avait disparu, pour reparaître de nouveau. Il faut donc noter là des phénomènes d'ordre vaso-moteur.

Mais l'épreuve du bain chaud, que nous avons pratiqué chez nos malades a montré qu'il existait dans les deux cas un syndrome d'oblitération artérielle.

Nous avons appliqué les méthodes de Babinski et Heitz à qui reviennent le mérite d'avoir employé l'oscillométrie au diagnostic différentiel des oblitérations artérielles et des troubles vaso-moteurs d'origine réflexe. A cet effet, ils ont utilisé l'épreuve du bain chaud.

« Sous l'influence du bain chaud l'extrémité rougit, sa « température s'élève, moins en général en cas d'oblitération artérielle, que s'il s'agit de troubles réflexes... « Mais la manière dont se comportent les oscillations « (radiales ou tibiales) est tout à fait caractéristique: s'agit-« il de troubles vaso-moteurs d'ordre réflexe, on voit les « oscillations augmenter souvent du double, atteindre et « parfois dépasser même l'amplitude de celles du côté « sain ; a-t-on affaire, au contraire, à une oblitération « artérielle, les oscillations ne se modifient pas ou n'aug-« mentent que d'une manière insignifiante [1]. »

« Nous nous croyons donc autorisés, à considérer « l'épreuve du bain chaud comme un bon moyen de dif-« férencier les troubles vaso-constricteurs et les lésions « artérielles véritables. Il restera sans effet en cas d'obli-« tération de l'artère ; il augmentera, au contraire, nota-« blement l'amplitude des oscillations chaque fois que « l'on se trouvera en présence d'un spasme vasculaire [2]. »

(1) Cité d'après Ann. de Médec. III, 488.

(2) J. Babinski et J. Heitz — Oblitérations artérielles et troubles vaso-moteurs d'origine réflexe ou centrale, leur diagnostic différentiel par l'oscillométrie et l'épreuve du bain chaud. C. R. Soc. Méd. des hôpit., Paris 16 avril 1916.

Chez S.., M..., (Observation IV), l'épreuve du bain chaud a donné les résultats suivants : Au membre sain, après cinq minutes d'immersion, la tension maxima est augmentée de 1 degré, la tension minima est aussi augmentée dans la même proportion. L'amplitude des oscillations augmente également mais faiblement.

Au membre malade, la tension maxima est augmentée ; la tension minima diminuée et l'amplitude des oscillations augmente dans de très légères proportions. Ce n'est pas là un schéma de troubles vaso-moteurs si nous le comparons aux exemples que donnent Babinski et Heitz et dans lesquels l'amplitude des oscillations varient dans la proportion de 1 à 8.

	OSCILLATIONS DU CÔTÉ SAIN		OSCILLATIONS DU CÔTÉ MALADE	
	Avant le bain	Après le bain	Avant le bain	Après le bain
Troubles réflexes membre supérieur gauche suite de plaie du coude, août 1915	4	12	2	22
Troubles réflexes très prononcés du membre supérieur gauche par plaie au bras avec fracture de l'humerus et paralysie radiale, septembre 1914	12	14	6	10
Troubles réflexes membre inférieur gauche suite de traumatisme de la bouche, septembre 1914	12	12	4	12

Il en est de même pour la malade de l'observation V.

Au bras sain, les tensions maxima et minima diminuent, mais l'amplitude augmente. Au bras malade, la tension maxima diminue, la tension minima augmente et l'amplitude des oscillations diminue. Nous sommes là en présence d'un schéma net d'oblitération artérielle.

De tout ce qui précède nous pouvons conclure :

1° Dans l'observation V, le début de l'affection est marqué par des troubles vaso-moteurs qui dominent la scène et qui se prolongent pendant quatre mois avant l'apparition de la gangrène. Ces troubles circulatoires consistant en des périodes successives de syncope et d'asphyxie locale permettent de classer cette affection dans le cadre du syndrome de Raynaud. Dès lors, la symétrie de ces phénomènes ne serait nullement obligatoire. L'apparition de ces mêmes phénomènes est susceptible de se produire secondairement aux parties similaires du membre correspondant. Symétrie ne veut pas dire simultanéité ;

2° Les troubles vaso-moteurs sont indispensables à la production des phénomènes de syncope et d'asphyxie locale. Ils peuvent être intenses (Obs. V), ou de courte durée au point de passer inaperçus (Obs. IV) ce qui n'empêche pas la gangrène de se manifester. Ils sont provoqués par une lésion du vaisseau qui agirait par voie réflexe sur le plexus sympathique péri-artériel : d'où la production de spasme. Leriche, Meige et Benisty ont réalisé expérimentalement par excitation de la gaine sympathique péri-artérielle des phénomènes de vaso-constriction et de vaso-dilatation.

On peut donc concevoir que le spasme des vaisseaux est le résultat d'une excitation réflexe à point de départ endartériel ;

3° Mais la gangrène reconnaît pour cause une oblitération artérielle consécutive à une lésion vasculaire qui est le fait primitif. Les troubles vaso-moteurs passent au second plan.

Dès lors, les exemples pourront être multipliés chaque fois qu'il sera donné de voir sous les yeux des altérations du système artériel et que l'on pourra par les méthodes de l'oscillométrie différencier les troubles vaso-moteurs des oblitérations artérielles et inversement. Et l'on comprendra d'autant moins l'opinion aussi absolue de Raynaud qui s'est attaché à démontrer qu'un simple trouble de l'innervation vaso-motrice pouvait aboutir à la mortification des tissus. Nous avons déjà montré, en effet, que le spasme, s'il peut expliquer la syncope et l'asphyxie est incapable à lui seul de produire la gangrène. En dehors d'une lésion évidente qui « l'appelle et l'entretient », il se produit rarement ou il n'est pas durable. « Dans la pseudo-angine de poitrine, par exemple, le spasme existant isolément, n'apporte pas de modifications bien grandes dans l'appareil circulatoire ; s'il existe au contraire des lésions de coronarite le spasme peut être plus fréquent, se reproduit facilement, augmente les troubles circulatoires »[1].

Ainsi, le spasme est insuffisant pour conduire à des phénomènes gangreneux, car il n'est pas constant ; mais il peut être provoqué par une lésion artérielle, irritative dans certains cas et qui produirait le stade d'asphyxie, profonde dans d'autres cas, (oblitération complète ou non du vaisseau) qui produirait la nécrose des tissus.

« Ceci nous amène à reconnaître à la gangrène symétrique des extrémités deux facteurs, l'un, primordial : l'artérite ; l'autre, secondaire : l'angiospasme ».

Enfin, nous allons reproduire une observation de MM. Paisseau et Lemaire. Les recherches auxquelles se sont livré ces auteurs ont abouti à la constatation de lésions artérielles généralisées. Elles viennent illustrer pour une grande part, cette courte étude de la pathogénie de la maladie de Raynaud.

---

(1) Bret et Chalier. — Loc. cit. Revue de Méd. Paris 1911.

Observation VI

Deux cas de gangrène des membres d'origine palustre

(*Obs. II, publiée par* MM. Paisseau *et* Lemaire). — *Résumée*

Christeus, tirailleur malgache, entre à l'hôpital temporaire n° 14, service du médecin-major Hernette, le 4 octobre 1916.

Cet homme entre à l'hôpital en état de prostration profonde, entrecoupée de phases d'excitation et d'agitation avec un délire léger, surtout nocturne. Le malade qui avait eu de la fièvre deux jours avant son entrée à l'hôpital, n'a plus qu'une température oscillant entre 37° et 37° 8.

L'examen des divers appareils ne montre aucun particularité, sauf en ce qui concerne la rate nettement augmentée de volume avec pôle inférieur perceptible, mais la particularité la plus notable réside dans un début de processus gangréneux symétrique, portant sur les orteils des deux pieds. Les extrémités des orteils sont seules atteintes avec une prédominance manifeste pour le gros orteil des deux côtés. La pulpe des orteils et les téguments de la face inférieure sont noir violacé, donnant une sensation très nette de froid au toucher.

La nature palustre de ces accidents est démontrée par l'examen du sang qui décèle un parasitisme intense par des schizontes de Falciparum.

Numération globulaire :

Globules rouges...........	4.600.000
Globules blancs............	7.300
Hemoglobine	95 p. 100

Formule leucocytaire :

Polynucléaires neutrophiles	47 p. 100
— ésinophiles	1 p. 100
Formes de transition (metamyélocytes.....	0 p. 100

Mononucléaires grands clairs, 7,5, dont 5 p. 100 d'azurophyles	7,5	p. 100
Mononucléaires moyens clairs	2,5	—
— lymphocytes	2,5	—
— grands lymphocytes	2,5	—
Formes myéloïdes myélocytes orthobasophiles	3	—
— myéolocytes	2,5	—

Les jours suivants l'état reste stationnaire ; l'état du pied ne s'aggrave pas et aurait plutôt tendance à s'améliorer. Toutefois des symptômes nouveaux apparaissent le 9 octobre : le malade saigne abondamment des gencives en même temps que les urines prennent une coloration légèrement sanglante. L'examen histologique montrant dans le sédiment urinaire la présence de cylindres épithéliaux et de stroma hémoglobique sans hématies, prouve qu'il s'agit d'une hémoglobinurie.

Le lendemain l'état s'est considérablement aggravé. Le pouls faiblit, la température s'abaisse. La gravité de l'état est surtout indiquée par l'examen du sang qui montre une déglobulisation brusque et intense : le nombre des hématies tombe à environ 2 millions.

Le malade meurt le surlendemain en algidité sans que les phénomènes de gangrène des extrémités se soient aggravés.

L'autopsie fut pratiquée une heure après la mort. Nous avons disséqué le creux poplité et la face postérieure de la jambe droite. Nous avons constaté l'existence de grosses varices de la veine poplitée et ce qui est plus intéressant des lésions importantes de l'artère tibiale postérieure : l'artère sur presque tout son trajet, a sa lumière retrécie, excentrique. Elle est légèrement indurée. Ces lésions semblent récentes.

Sur le frottis des viscères nous avons trouvé des hématozoaires, en particulier sur ceux de la rate qui contient de nombreux schizontes, des corps en rosace, et des corps en croissant de Plasmodium Falciparum.

Histologiquement l'artère tibiale postérieure est le siège sur plusieurs centimètres de longueur et sur un segment égal, au tiers de sa circonférence d'un processus très net d'endartérite. A ce niveau, l'endothélium est tuméfié, et l'endartère épaissie par simple hyperplasie de ses cellules fixes sans apport de cellules migratrices. La limitante élastique est dédoublée et feuilletée. Dans la musculo-élastique voisine, les fibres élastiques sont atteintes de dégénérescence. La périartère est saine. Il faut noter toutefois que les vasa-vasorum qu'elle contient sont également le siège d'endartérite avec thrombose.

En outre, nous avons rencontré des altérations du pancréas, du foie, des reins, du tube digestif. Tous les viscères étaient donc touchés et toutes ces lésions avaient un caractère commun, l'atteinte des artères allant jusqu'à la thrombose et entraînant des infarctus herromagiques ou des foyers de nécrose.

La nature paludéenne de ces accidents ne fait aucun doute étant donné l'intensité de l'infestation par l'hématozoaire que l'on retrouve en grande quantité dans le sang, dans la rate, dans la moelle osseuse.

La syphilis a été éliminée par la recherche de la réaction de Wassermann qui fut négative. D'ailleurs les lésions artérielles que nous avons observées ne portent nullement la signature de l'infection spécifique : l'infiltration embryonnaire nodulaire ou diffuse qui caractérise la syphilis artérielle jeune faisant ici absolument défaut.

Il ne s'agit pas davantage d'artérite syphilitique ancienne ; on ne retrouve ni la sclérose, ni l'atrophie de la mésartère qui sont les attributs classiques des deux formes oblitérante ou ectasiante de l'artère syphilitique chronique. »

Au point de vue clinique, cette observation peut être rapprochée de l'observation IV de ce travail. Les phénomènes gangréneux sont dans les deux cas limités aux orteils des deux pieds. Il n'a pas été noté de phases d'asphyxie et de syncope locale chez l'un de ces malades (Obs. VI) ; mais cette période a pu passer inaperçue ; elle a été notée chez notre malade, mais rapide et passagère. D'autre part, chez ce même malade (Obs. VI), l'évolution a été plus rapide. Mais il faut tenir compte de la virulence du paludisme qui sévissait en Orient, de l'état de septicémie dans lequel se trouvait le sujet ainsi que de la complication de fièvre bilieuse hémoglobinurique survenue au cours de l'affection et qui a entraîné la mort rapidement.

Au point de vue histologique, on note la présence de lésions artérielles, aboutissant dans l'un et l'autre cas à un processus d'oblitération.

Ainsi, ces deux observations ont bien des points communs. Cliniquement et histologiquement elles peuvent être superposées, si l'on veut retenir deux faits importants, à savoir : la part active et considérable de l'hématozoaire dans la production de phénomènes gangréneux, et l'existence de lésions d'artérite des artères moyennes et d'artérite viscérale généralisée.

De tous ces faits, nous conclurons avec MM. Paisseau et Lemaire : « Les lésions de l'artère tibiale nous paraissent illustrer, avec l'artérite généralisée et thrombosante, sous une forme extrême, une lésion assez habituelle du paludisme aigu. La notion de l'endartérite palustre mérite d'être retenue. Nous avons déjà signalé tout l'ensemble des troubles circulatoires périphériques qu'il n'est pas rare de rencontrer chez les paludéens et qui va de l'érithromélalgie ou de l'acrocyanose à la gangrène symétrique des extrémités. Il est permis de se demander si les lésions artérielles que nous venons d'étudier ne jouent pas un rôle plus important qu'il n'est généralement admis dans la pathogénie de ces accidents. L'existence dans le paludisme de lésions de la tunique interne d'artères de moyen calibre, permet d'appuyer la théorie de la maladie de Raynaud qui invoque pour expliquer l'angiospasme, un réflexe à point de départ endartériel. L'angiospasme des capillaires périphériques relèverait d'une action réflexe, partie de l'endartère malade ; le syndrome de Raynaud se produirait sans l'intermédiaire de lésions nerveuses. »

CHAPITRE III

TRAITEMENT DE LA MALADIE DE RAYNAUD
LA SYMPATHECTOMIE PERI-ARTÉRIELLE

On comprendra sans peine, disait Raynaud, « qu'en présence d'une maladie dont tant de points sont encore obscurs, je ne sois pas en mesure de formuler un traitement complet à lui opposer ». Il préconisait la saignée, les courants d'induction et signalait d'autres indications : enveloppement ouaté, compresses de chloroforme en application locale, opium à l'intérieur.

En somme, ce traitement a peu varié ; mais le traitement général a beaucoup plus d'importance ; il doit être en rapport avec la nature des agents d'infection ou d'intoxication : mercure ou arsenic dans la syphilis, quinine dans le paludisme, etc... On y ajoute les stimulants et les toniques contre la cachexie, les antispasmodiques et les sédatifs contre l'élément nerveux et la douleur.

Le traitement chirurgical — amputation — est le plus souvent contre indiqué. On ne devra y recourir que dans les cas d'extension des phénomènes gangréneux ou en présence d'infections secondaires.

Mais dans ce chapitre nous avons particulièrement en vue le traitement du syndrome de Raynaud dans sa période initiale de troubles vaso-moteurs, période de syncope et d'asphyxie locale. Ce traitement a été préconisé et mis en pratique par G. Leriche. Nous allons voir dans quelles conditions.

Leriche, en étudiant la causalgie de Weir-Mitchell, la plus pénible complication des blessures des nerfs périphériques, y voyait le résultat de crises vaso-motrices résultant d'une action réflexe du sympathique péri-artériel. Ces crises vaso-motrices dans ce syndrome douloureux se manifestent par un état cyanotique des téguments intéressés, par de la sudation intermittente, des douleurs et surtout des douleurs paroxystiques.

Leriche émit l'hypothèse qu'en agissant directement sur le sympathique périphérique, les phénomènes causalgiques seraient modifiés et partant l'hypothèse pathogénique de la production de ces phénomènes serait contrôlée. C'est ainsi que le 27 août 1915 Leriche pratiqua sur l'humérale, dans un cas de causalgie, l'opération qu'il appela : sympathectomie péri-artérielle. Les phénomènes locaux subirent de grandes modifications : les troubles douloureux et les phénomènes vaso-moteurs disparurent et quand je présentais mon malade à la Société de Neurologie, dit Leriche, il restait guéri depuis 6 mois.

Par la suite, différents chirurgiens eurent recours à cette intervention. (Le Fort, Lavessant, de Massary et Veau, Prat), Leriche lui-même, au 10 septembre 1917, l'avait pratiqué 37 fois.

Technique opératoire. — Elle consiste à « découvrir l'ar- « tère et ouvrir au bistouri la gaine celluleuse, à en fixer « la gaine propre directement sur la paroi vasculaire, « l'inciser, tirer sur une des lèvres ainsi faite, la décoller « soit au bistouri, soit à la sonde cannelée en dépouillant « complètement l'artère de tout le tissu celluleux qui lui « adhère. » (Leriche).

L'opération terminée, certains signes révèlent que le

but proposé est atteint. Leriche les classe en primaires et secondaires. Parmi les premiers, dès que l'on touche la gaine du sympathique, l'artère entre en contraction ; les seconds qui apparaissent dans les heures qui suivent, sont caractérisés par des réactions physiologiques : élévation de température, élévation de la pression artérielle, augmentation d'amplitude des oscillations.

Résultats obtenus. — Il y a eu des succès et des insuccès. Pour des troubles reflexes, la sympathectomie péri-artérielle pratiquée 18 fois a donné : 3 guérisons complètes ; 10 améliorations plus ou moins considérables dont quelques-unes peuvent être considérées comme des guérisons; 3 améliorations suivies de récidive ; 2 échecs complets (Leriche).

Indications. — Toutes les fois que l'on se trouvera en présence de troubles vaso-moteurs. Dès lors, ce traitement ne pourra trouver de meilleure application que dans les phénomènes vaso-moteurs marquant le début du syndrome de Raynaud. L'indication sera d'autant plus évidente et nécessaire que ces phénomènes seront accusés et que l'élément douleur sera prédominant. Les traitements conseillés jusqu'à ce jour dans la maladie de Raynaud sont le plus souvent inefficaces et il serait intéressant surtout dans les formes à tendance nécrobiotique d'avoir l'espérance de pouvoir sinon guérir, tout au moins d'améliorer dans une grande mesure, cette affection, au prix d'un coup de bistouri insignifiant.

CONCLUSIONS

I. — La maladie de Raynaud est un syndrome.

II. — Le Paludisme doit être compté au nombre des maladies infectieuses capable de provoquer ce syndrome.

III. — Le spasme des vaisseaux résultant d'une action réflexe du système sympathique péri-artériel joue un rôle essentiel dans la production de la syncope et l'asphyxie locale. Mais il est conditionné par une lésion artérielle qui en est le point de départ.

IV. — L'oblitération artérielle par les altérations vasculaires qui sont l'élément primitif et fondamental, intervient seul dans les processus gangréneux en dehors de toute action nerveuse. Les phénomènes vaso-moteurs ne jouent qu'un rôle secondaire.

V. — La thérapeuthique doit réaliser certaines conditions :

1° Traiter l'état local ;

2° Lutter contre les agents d'infection ou d'intoxication.

Mais la sympathectomie péri-artérielle reste le traitement de choix dans la période douloureuse de syncope et d'asphyxie locale.

BIBLIOGRAPHIE

ARMAINGAUD. — *Journ. de Méd. de Bordeaux* 1877-78.

BABINSKI, FROMENT et HEITZ. — Des troubles vaso moteurs et thermiques dans les paralysies et les contractures d'ordre reflexe (*Ann. de Médecine*, sept.-oct. 1916, III, 461).

BARABAN et ETIENNE. — Endartérite et gang. sym. des extrém. (*Revue de Médec. de l'Est*, n° 17 (513) et 18 (559) 1889.

BELLAMY. — Thèse Lancet 1887, n° 1, 729.

BENISTY et MEIGE. — Signes cliniques des lésions de l'appareil sympathique et de l'appareil vasculaire dans les blessures des membres (*Presse Médicale*, 6 avril 1916).

BLAND. — *Britisch méd. jour.* 1880, I, p. 1227 (manie aiguë).

BOUCHUT. — Maladies des nouveaux-nés, 1878, p. 189.

BOY. — Asphyxie locale, traitement par le sulfate de quinine (Thèse Paris, 1881).

BOYE. — Etude sur quelques troubles trophiques des extrémités (Thèse Paris, 1893-1894).

BRANDT. — Thèse Paris, 1895.

BRENGUES. — Formes graves de la maladie de Raynaud (Thèse Paris, 1895).

BRET et CHALIER. — *Revue de Médecine*, 1911.

BROUARDEL. — Thèse d'agrégation, Paris, 1869.

CALMETTE. — Rapports de l'asph. loc. des ext. avec la fièvre intermitt. (*Gaz. de Méd. de Paris*, 1876, n° 44, et *Recueil de Mém. de Méd. Milit.*, 1877).

CHEVRON. — Asphyxie locale et gangrène des extrémités dans les maladies infect. (Thèse Paris, 1900).

COURCHET. — Les syndromes de Raynaud et l'artérite oblitérante (Thèse Lyon, 1898).

DEFRANCE. — Considération sur la gangrène symétrique (Thèse Paris, 1895).

DEHIO. — Deutsche Zeitsch. für Nervenh. Leipzig, 1893, IV, p. 1-13.

DEMMLER. — Gangrène des deux pieds chez un cachectique paludéen. B. s. chirurg., 1883.

DOMINGUEZ. — Formes atténuées de la maladie de Raynaud (Thèse Paris, 1888-1889).

DUROZIEZ. — Rapp. de l'asphyx. loc. et de la f. intermitt. (Soc. de Méd. de Paris, 1874).

DUTHIL et LAMY. — Artérite oblit. (*Arch. de Méd. experim.*, 1893, p. 102).

ELSENBERG. — Gang. sym. et syphilis (*Gaceta Lekarska*, 5, 1891).

EPARVIER. — Asphyxie locale des extrémités (Thèse Lyon, 1884).

FORESTIER. — De la gangrène des membres par arterio-sclérose (Thèse Paris, 1896).

FOUQUET. — Asph. loc. et gang. symétrique (Thèse Nancy, 1894-1895).

FRANÇOIS. — Des gangrènes spontanées (Paris, 1832).

FRIEDEL. — Uber symetrische Gangraen. Inaug. Dissert. Griefswald, 1889.

GILBERT. — De la valeur de la nephrite au cours de la maladie de Raynaud, Paris, 1898-1899.

GOLDSCHMIDT. — Gangrène sym. et sclérodermie (*Revue de Méd.*, mai 1887).

GRANCHER. — *Ann. de Méd.*, 17 juin 1897.

GRASSET. — *Montpellier Méd.*, p. 503, juin 1878.

ISCOWESCO. — Comptes-rendu de la Société de Biologie, 1, 289.

JOFFROY et ACHARD. — *Arch. de Méd. expérim.*, n° 2, 1889.

KORNFELD. — Wienner méd. Presse 1892, n° 47 (coll. 1888), 50 et 51.

LAGRANGE. — Contribution à l'étude de la sclérodermie (Thèse Paris, 1874.

LANNOIS. — Paralysie vaso-motrice des extrémités ou erythromelalgie (Thèse Paris, 1880).

LAVALLE Y CARVAJAL. — Nature et pathogénie des tropho-névroses (Thèse Paris, 1895).

LAVERAN. — *Recueil de Méd. Milit.*, 1874.

LE DENTU. — Retrécissement généralisé du syst. art. (*Bull. Sociét. de Chir.*, XXI, 1887).

LERICHE. — De la sympathectomie peri-artérielle et ses résultats (*Presse Méd.*, sept. 1917).

LERICHE. — De la causalgie envisagée comme une névrite du sympathique et de son traitement par la dénudation et l'excision des plexus nerveux péri-artériels (*Presse Méd.*, 1916, et *Revue de Neur.*, janvier 1916, p. 184).

LERICHE et HEITZ. — De l'action de la sympathectomie periartérielle sur la circulation périphérique. (*Archives des Mal. du cœur, du sang et des vaisseaux*, février 1917).

Id. De la réaction vaso-dilatatrice consécutive à la résection d'un segment artériel oblitéré (C. R. Soc. de Biol., 3 février 1917).

MARROIN. — *Gaz. Méd. d'Orient*, 1869-70 (paludisme).

MITCHELL (Weir). — *Am. J. Of. Méd. sc.*, Philadelphia, 1878.

MORISSON. — *Arch. de Méd.*, novembre 1873 (impaludisme).

MOURSOU. — *Arch. de méd. nav.*, n° 5, novembre 1880.

MYERS. — Soc. clin. de Londres, 1885.

PAISSEAU et LEMAIRE. — Deux cas de gangrène des membres d'origine palustre (Soc. Méd. des Hôp. de Paris, fév. 1917).

PITRES. — *Bull. de la Soc. An. de Paris*, 1874, p. 653.

PITRES et VAILLARD. — *Arch. de neur.*, 1883.

Id. Comptes-rendus de la Soc. de Biol., n° 31, t. I, 1884.

Id. Des gangr. mass. des m. d'orig. névritique (*Arch. de Phys.*, V, n° 1, 1885).

Id. De l'acropathologie et maladie de Raynaud et état similaires.

RAMAKERS. — De la gang. d'orig. paluste, Lyon 1885.

RAYNAUD. — De l'asphyxie locale et de la gangrène symétrique des extrémités (Thèse Paris, 1862).

Id. *Archives générales de Méd.*, 1874 et article gangrène du nouv. Dict. des sc. Médic.

REY. — *Arch. de Méd.*, Nav., t. XII, p. 211.

RITTI. — *Annales médico-psych.* 1882 (folie à double forme).

RONDOT. — Des gangrènes spontanées (Thèse d'agr., 1880).

ROQUES. — *Bull. sc. Méd. des Hôp. de Paris*, fév. 1898.

TARGOWLA. — *Annales médico-psychologiques*, p. 304-304, 1892

VAILLARD (L.). — *Province méd.*, n° 20-21 1877.

VERNEUIL et PETIT. — *Revue de Chir.* 1883 (paludisme).

ZAMBACO. — *Sem. Méd.*, p. 289, 1893.

ALGER — TYPOGRAPHIE JULES CARBONEL — ALGER

www.ingramcontent.com/pod-product-compliance
Ingram Content Group UK Ltd.
Pitfield, Milton Keynes, MK11 3LW, UK
UKHW020353180726
13839UKWH00003B/1084